PROCEDURES IN COSMETIC DERMATOLOGY

미용외과 최신지견 시리즈

Scar Revision

흉터 교정술

Kenneth A Arndt

대한미용외과학회 편찬위원회

SAUNDERS

ELSEVIER

도서출판

정담

This edition of ***Procedures in Cosmetic Dermatology Series: Management and Treatment of Scars 1e***, by ***Kenneth A. Arndt*** is published by arrangement with Elsevier Inc., New York, New York, USA

Translated by JUNGDAM Publishing Co.
Printed in Korea

미용외과 최신지견 시리즈

PROCEDURES IN COSMETIC DERMATOLOGY

Scar Revision
흉터 교정술

Edited by

Kenneth A. Arndt MD

Clinical Professor or Dermatology, Yale University School of Medicine; Adjunct Professor of Medicine (Dermatology), Dartmouth Medical School; Clinical Professor of Medicine, Harvard Medical School; Director, SkinCare Physicians of Chestnut Hill, Chestnut Hill, MA, USA

Series Editor

Jeffrey S. Dover MD FRCPC

Associate Professor of Clinical Dermatology, Yale University School of Medicine, Adjunct Professor of Medicine (Dermatology), Dartmouth Medical School, Director, SkinCare Physicians of Chestnut Hill, Chestnut Hill, MA, USA

Associate Edito

Murad Alam MD

Chief, Section of Cutaneous and Aesthetic Surgery, Departments of Dermatology and Otolaryngology-Head and Neck Surgery, Northwestern University, Chicago, IL USA

대한미용외과학회 편찬위원회

위원장	박상훈	대한미용외과학회 이사, 메디코스 미용외과
위 원	강동진	강남차병원 가정의학과 교수
	강은희	메디코스 미용외과
	김기영	메디코스 미용외과
	박만용	대한미용외과학회 이사장, 남대문 미용외과
	박상용	대한미용외과학회 이사, 제너스킨 미용외과
	박주완	대한미용외과학회 이사, 가톨릭대학교 의과대학 교수
	박찬흠	한림대학교 의과대학 이비인후과 교수
	박현규	대한미용외과학회 이사, 아미가 미용외과, 고려대학교 의과대학 외래 조교수
	반재용	청담 자연미 미용외과
	윤형철	대한미용외과학회 이사, 미아트 미용외과
	이성원	대한미용외과학회 이사, 광명코아 미용외과
	이해영	대한미용외과학회 이사, 형 미용외과
	정광섭	대한미용외과학회 이사, 보니따 미용외과
	조동현	대한미용외과학회 이사, 서울미즈미 미용외과, 서울대학병원 임상자문위
	조미자	메디코스 피부과
	진석인	메디코스 미용외과
	최웅철	대한미용외과학회 이사, 밝을명 안과
	최호철	메디코스 피부과

역자 서문

삶의 질이 높아지면서 좀 더 아름답고 좀 더 젊어지려는 인간의 욕구 또한 높아지기 마련이다. 이와 함께 미용외과 분야도 빠르게 발전하고 있다. 미용외과 의사들은 환자들이 가급적 절개를 하지 않거나, 최소 절개로 수술 외상을 줄이고 싶어 하면서 보다 안전하고 자연스러우며 회복 또한 빠른 '최소절개 최대효과'의 미용수술을 원하고 있다는 것을 감안하지 않을 수 없다. 이러한 환자들의 기대에 부응하려는 미용외과 의사들의 고민이 여기에 있다.

미용외과는 특성상 피부과, 외과, 안과, 이비인후과, 산부인과, 비뇨기과, 가정의학과, 치과 등 많은 전문 분야의 영역을 폭넓게 아우르고 있다. 따라서 각 전문과 의사들은 미용외과 발전에 기여하고 있으며 이는 세계적인 추세이기도 하다. 하지만 미국이나 일본 등 의료 선진국에서는 미용외과가 진료과목으로 정해져 있는데 비해 우리나라에는 미용외과가 진료과목으로 정해져 있지 않아 미용외과 정립이 시급한 실정이다. 우리의 미용외과 의사들과 국민들을 위해서도 미용외과의 정립은 필요하다.

이러한 맥락에서 대한미용외과학회(Korean Society of Aesthetic Surgery: KSAS)가 이 시리즈를 번역, 편찬하게 된 것은 매우 의미있는 일이라 하지 않을 수 없다. 이 시리즈의 원제는 《Procedures in Cosmetic Dermatology》이지만 한글제목을 《미용외과 최신지견 시리즈》로 하였다. 미용외과의 거의 전 분야에 걸쳐 기초부터 응용까지를 기술한 단계적이면서 실제적인 안내서로 국내 미용외과 의사들에게 많은 도움을 줄 것으로 믿기 때문이다. 실제로 외국에서는 이 시리즈에 담겨 있는 내용들의 진료는 미용외과에서 주로 담당하고 있다.

이 시리즈를 번역, 편찬함에 있어 우선 원저자들의 노고에 깊은 감사를 드린다. 원저자들은 그들이 공부하고 연구한 미용외과 지식을 구체적인 증례를 들어 자세히 기술함으로써 독자들인 우리 의사들에게 훌륭한 스승이 되어 주었다.

바쁜 시간을 내서 번역, 편찬 작업을 기꺼이 수행해주신 대한미용외과학회 편찬위원회 위원들에게도 진심으로 감사를 드린다. 의학 서적 번역은 전문가들에게도 결코 만만치 않은 작업이다. 우리말로 쉽게 옮기기 위해 의학용어사전을 들추고, 선배나 동료 의사들에게 자문을 구하면서 이루어질 수밖에 없는 어려운 작업이기 때문이다. 그럼에도 불구하고 부족하고 미비한 점은 넓은 아량으로 이해해 주시기 바라며 재판 출간시 보완할 것을 약속드린다.

도서출판 정담에도 감사의 말씀을 드린다. 어려운 출판 시장에서 방대한 시리즈를 펴낸다는 것이 쉬운 일이 아닐 터인데 기꺼이 출판을 결정하고, 대한미용외과학회에 번역, 편찬 작업을 맡긴 뒤에도 많은 수고를 해주셨다.

다시 한번 이 시리즈가 국내 미용외과 의사들에게 많은 도움이 되기를 소망하며, 국내 미용외과의 발전과 정립에 기여하기를 기대한다.

대한미용외과학회 회장 임 종 학

저자 서문

흉터를 말끔히 치료하기란 여간 어려운 일이 아니다. 좋은 치료법이 많이 있다면 흉터와 같은 장애를 어떻게 잘 치료하는지를 다룬 논문과 저서가 쏟아졌을 것이다. 하지만 유감스럽게도 흉터 치료와 관련한 높은 수준의 의학적 연구보고는 얼마 되지 않는다. 아울러 이 책처럼 좋은 흉터 치료법에 관해 다룬 책도 손꼽을 정도다.

우리가 논의할 흉터는 크기, 형태, 색조 등 전반에 관한 것이다. 도드라진 것, 움푹 들어간 것, 두껍거나 성긴 것 등이다. 울툭불툭하거나 곧은 것도 있고, 적백색이거나 푸른빛을 띠는 등 색조 역시 다양하다. 견디기 매우 고통스러운 것도 있는가 하면 별 감각이 없는 것도 있다.

그러나 흉터의 형태, 환자들의 느낌, 흉터가 생긴 원인 등이 어떻든 간에 흉터는 환자로 하여금 과거의 상처를 떠올리게 하면서 동시에 현재의 걱정거리이기도 하다. 흉터가 단지 피부에 난 상처로 그치는 게 아니라 정신적인 아픔으로도 작용한다는 말이다. 일부 문화권에서 일종의 장식으로 여겨 행해진 종교적인 (상처)자국을 제외하곤 환자 입장에서 흉터는 고통의 원인이고, 이를 치료하는 쪽에겐 좌절을 맛보게 할 수도 있다.

이 책은 전문 필자들의 경험과 지식을 토대로 위의 모든 측면을 담아 많은 도움을 줄 것이다. 학술적인 측면에서 상처의 치료과정과 흉터에 관한 정보 등을 다룬 다음, 외과적 수술요법, 방사선 치료법 등 실질적이고도 심도 있는 논의들이 이 책에 담겨져 있다. 레이저 치료를 비롯한 기타 에너지를 이용한 치료법 역시 다루고 있다. 새롭고 혁신적인 치료방법들은 보기 흉하고 불편한 흉터를 지닌 환자들에게 많은 도움이 될 것이다.

Pulsed dye 레이저는 흉터 부위를 눈에 띄게 평평하게 하고 색 역시 엷게 해 흉터와 관련한 증상을 현격하게 개선할 수 있다. 또한 국소 면역조절제(topical immune modifier)의 경우 매우 유용한 것으로 판명되었고, 새로운 드레싱도 적잖은 도움이 되고 있다. 숙련된 외과적 요법과 이온화 방사선의 신중한 사용 역시 흉터로 고통 받는 환자들에게 밝은 내일을 약속하고 있다. 몇 가지 치료법을 잘 연계해 활용하는 방법도 아주 좋은 결과를 가져올 수 있다. 화장술 등 흉터를 가려주는 기법도 상당히 정교해지고 있다.

최근 상처치료와 관련해 두드러진 발전을 보이는 결합조직 연구와 치료전략 및 기술에서의 성과는 각종 흉터 치료에 괄목할만한 진전을 가져오고 있다. 부디 이 책에서 다룬 내용이 흉터를 치료하는 의사들과 환자들에게 많은 도움이 되었으면 한다.

Kenneth A. Arndt, MD

서 문

피부 · 미용외과의 전문화가 시작된 이래 피부 · 미용외과 의사들이 이 분야의 시술에 관심을 갖게 되면서 특히 지난 사반세기 동안 급격한 변화가 일어났다. 동결절편(frozen section) 기술의 출현과 함께 Mohs 피부암 수술의 황금시대가 열리면서 피부 · 미용외과가 피부학 커리큘럼에 정식으로 편입되었다. 최근에는 최소 침습 시술 분야에서 비약적인 발전이 이루어져 나이든 사람들에게 손상된 피부 외모를 개선시킬 수 있는 새로운 선택의 기회를 제공하게 되었다.

환자들은 피부 회춘을 위한 시술을 적극적으로 요구하고 있다. 중요한 것은 피부 · 미용외과 의사들이 이와 관련된 기구와 시술, 그리고 약물을 앞장서 개발하면서 이 분야가 빠른 속도로 지속적인 발전을 하고 있다는 사실이다.

피부 · 미용외과 의사들은 실제로 모든 피부레이저 시술과 광원기초 시술(light-source based procedures), 보툴리눔 외독소(botulinum exotoxin), 연조직 확대술, 희석 마취 지방흡입술, 하지정맥 치료, 화학 박피, 모발 이식을 포함한 피부 · 미용외과 분야에서 수많은 중요한 성과를 거두었다. 각종 피부 · 미용 시술을 고안하고, 발전시키고, 확장시켜온 것이다. 그들은 시술에 대해 이해하고 있으며, 피부의 구조와 기능, 작용에 대해 특별한 식견을 갖고 있다. 그들은 겁 많은 환자들에게 안전성을 강조하고 수술 외상을 줄여줌으로써 쉽게 회춘술에 접근하도록 하고 있다. 환자들의 요구를 충족시키기 위해서는 피부 · 미용외과보다 더 나은 전문 분야는 없다.

피부 · 미용외과가 전문분야로 성장함에 따라 이 분야에 종사하는 의사들도 꾸준히 늘어나게 될 것이며 이들은 각종 다양한 시술을 전수받게 될 것이다. 그러나 피부 · 미용외과 의사들이 모든 시술을 다 할 수는 없을 것이며 그 가운데 일부는 시술을 일부분만 할 것이다. 하지만 시술을 많이 배우지 않은 의사라 할지라도 환자들을 안내하고 교육시킬 수 있는 세부내용에 대해서는 잘 알고 있어야만 한다. 자신의 수술 분야를 좀 더 확장시키는 데 관심이 있는 숙련된 의사이든, 몇 가지 간단한 시술만을 배우기 원하는 수술 초보자이든, 아니면 그 중간에 있는 의사이든 이 시리즈의 책들은 도움이 될 것이다.

이 책은 《미용외과 최신지견》이란 제목의 시리즈 중 하나이다. 시리즈의 각 권은 피부 · 미용외과의 중요한 주제에 따라 실제적인 입문서로 만들어졌다.

자신의 요구에 맞는 책을 갖고 싶은 사람에게 과연 이 책이 적당한지 아닌지 알고 싶을 것이다. 이 책은 이론적 토대에 기초를 둔 포괄적인 교과서도 아니며 철저하게 참고서로 만들지도 않았다. 주제를 다루는 데 있어 세계의 문헌을 편견없이 완전히 재검토하자는 의도로 구상한 것도 아니다. 동시에 누군가 실제로 시술할 수 있도록 특별한 정보 제공 없이 보편적인 미용 시술에 대한 개요를 모아놓은 것도 아니다. 중요한 것은 이 책이 그리 무겁지 않아 늘 가까이 하기에 적당하다는 것이다.

이 책을 포함한 전체의 시리즈는 피부 · 미용외과 시술을 위한 단계적이며 실제적인 안내서이다. 이 시리즈의 분야별 저서들은 세계의 권위자들이 편집하였다. 각 권의 편집자는 각 장을 쓰기 위해 실용성을 중시하여, 기술적으로 숙련된 현장의 의사들을 저자로 초빙하였다. 대부분의 장은 서로 다른 연구와 폭넓은 의견을 통합하기 위해 두 명의 저자가 담당하였다. 그러나 두 명의 저자와 편집자는 총체적으로 일관된 논조를 보여주고 있다. 각 장마다 동일한 모형이 사용되고 있어 독자는 이 시리즈의 모든 책들을 쉽게 독파할 수 있을 것이다. 모든 장에서 저자들은 간결하게 말하고 있다. 주안점은 치료 기술이다. 적절한 적응증, 부작용, 특별한 증례에 주의하여 치료 방법을 논의하고 있다. 마지막으로 이 책은 양이 적어서 장거리 비행 중에 다 읽을 수 있다. 처음부터 끝까지 한번에 숙지하는 것이 가능하기 때문에 이런 간결한 책이 역설적으로 좀 더 많은 정보를 전달할 수 있다고 믿는다.

우리는 독자 여러분이 이 책과 시리즈의 나머지 책들을 즐겁게 읽어, 많은 시간과 정성을 들여 만든 이 책 속의 임상적 지식을 통해 많은 것을 얻기를 바란다. 그리고 필요할 때 언제든지 볼 수 있도록 바로 곁에 이 책을 두었으면 한다.

Jeffrey S. Dover MD, FRCPC and Murad Alam MD

List of Contributors

Christopher J. Ballard BS
Medical Student, Department of Dermatology and Cutaneous Surgery, University of Miami Miller School of Medicine, Miami, FL, USA

R. Sonia Batra MD, MSc, MPH
Section Head, Dermatology and Dermatologic Surgery, City of Hope National Medical Center; Assistant Professor, Beckman Research Institute, Duarte, CA; SkinCare Physicians of Chestnut Hill, Chestnut Hill, MA, USA

Brian Berman MD, PhD
Professor, Department of Dermatology and Cutaneous Surgery, University of Miami Miller School of Medicine, Miami, FL, USA

Joanna Mimi Choi BA
Medical Student, Harvard Medical School, Boston, MA, USA

Bahar Dasgeb MD
Dermatology Fellow, Department of Dermatology, Boston University School of Medicine, Boston, MA, USA

Roy H. Decker MD, PhD
Resident Physician, Department of Therapeutic Radiology, Yale University School of Medicine, New Haven, CT, USA

Galen H Fisher MD
Mohs and Laser Surgeon, Private Practice, Commonwealth Dermatology, Richmond, VA, USA

Roy G. Geronemus MD
Director, Laser & Skin Surgery Center of New York; Clinical Professor, New York University Department of Dermatology, New York, NY, USA

Michael S. Kaminer MD
Assistant Professor of Dermatology, Yale Medical School, New Haven, CT and Dartmouth Medical School, Hanover, NH; Director, SkinCare Physicians of Chestnut Hill, Chestnut Hill, MA, USA

A. Paul Kelly MD
Professor and Chief, Division of Dermatology, King/Drew Medical Center, Los Angeles, CA, USA

Keyvan Nouri MD
Director of Mohs Micrographic, Dermatologic and Laser Surgery; Director of Surgical Training; Associate Professor, Department of Dermatology, Cutaneous Surgery and Otolaryngology, University of Miami Miller School of Medicine, Miami, FL, USA

Tania J. Phillips MD, FRCPC
Clinical Professor, Department of Dermatology, Boston University School of Medicine, Boston, MA, USA

Maria Patricia Rivas MD
Research Fellow, Department of Dermatology and Cutaneous Surgery, University of Miami, Miami, FL, USA

Thomas E. Rohrer MD
Clinical Associate Professor of Dermatology, Boston University School of Medicine; Director of Mohs Fellowship, SkinCare Physicians of Chestnut Hill, Chestnut Hill, MA, USA

Neil Shear MD, FRCPC
Head, Department of Dermatology, Sunnybrook Medical Center, Toronto, ON, Canada

Lynn D. Wilson MD, MPH
Vice Chairman and Clinical Director; Associate Professor, Department of Therapeutic Radiology, Yale University School of Medicine, New Haven, CT, USA

Deborah Zell MD
Clinical Research Fellow, Department of Dermatology and Cutaneous Surgery, University of Miami, FL, USA

Contents

1 흉터란 무엇인가?

What are Scars?

Bahar Dasgeb, Tania J.philips

서론

흉터(scar)란 그리스어 'eskhara' 에서 유래된 단어로, 이것은 원래 '가피(scab)' 를 의미하는 말이었다. 옥스포드 영어사전(2004)에서는 흉터를 '상처나 화상의 치유 이후 피부에 남는 흔적' 이라고 정의하고 있다. 흉터는 피부에 부속물이나 흔적이 없이 생길 수도 있고 혹은 피부색과 비슷하거나 과다/과소 색소침착을 보일 수도 있다.

흉터는 상처입은 피부의 치유 패턴을 반영하고 있다. 표피층과 표재 진피층을 침범하는, 피부 부속물이 남아 있는 부분층 상처(partial-thickness wounds)의 경우에는 보통 흉터 없이 치유되는 경향이 많다. 깊은 진피층을 침범하는 전층 상처(full-thickness wounds)는 흉터가 형성되면서 치유된다. 흉터의 정도는 가벼운 흔적에서부터 비대, 켈로이드성 흉터까지 다양한 정도로 나타난다.

정상 상처치유

상처치유는 서로 중첩되는 다음의 세 가지 단계로 구성되는 역동적인 과정이다. (1) 염증, (2) 육아조직의 형성, (3) 성숙과 재형성. 이 단계들 간의 상대적인 중요성은 조직 손상의 깊이에 따라 결정된다.

부분층 상처

부분층 상처는 표피와 얕은 진피만을 침범한다. 그 결과 모낭, 땀샘, 피지분비샘 등의 부속 기관들이 보존될 수 있다. 응고형성과 염증반응, 그리고 육아조직은 적게 형성된다. 부분층 상처에서는 상처 부위의 말단부와 피부 부속기관으로부터 시작되는 재상피화가 상처치유의 주요 과정이 된다. 결국 최소한의 흉터나 혹은 흉터 형성 없이 빠르고 완전한 치유가 이루어진다. 상처 부위에 색소 변화가 일어날 수도 있다.

전층 상처

전층 상처에서는 깊은 진피층 내의 혈관으로부터의 출혈을 억제하기 위한 응고 형성이 일어난다. 염증과 육아조직 형성은 중요한 단계로 상처의 말단부를 서로 유합시키는 수축작용이 재상피화를 진행하는데 핵심적인 작용을 한다. 깊은 손상에서는 재상피화가 상피 경계면에서만 발생하게 되는데, 이는 부속 구조물이 파괴되기 때문이다. 결국 조직 손실을 메꾸기 위해 흉터조직이 생성된다.

상처치유의 단계

정상 상처의 치유과정을 살펴보면서 흉터 발생의 병리를 이해하기 바란다.

염증

상처치유 과정의 첫 단계로, 혈종이 생성되었다가 파괴된 혈관에서 출혈을 막고 외부의 병원으로부터 격리시키는 작용이 이루어진다. 이 응고는 염증세포가 이주해 들어갈 기본적인 기질을 마련해 준다. 응고 내의 혈소판은 TGF-β1, EGF, IGF-1, PDGF 등의 성장인자를 분비하여, 염증세포의 이주를 유도하고 세포외기질의 형성과 혈관신생을 촉진한다.

섬유소용해 부산물과 같은 다양한 범주의 다른 신호들이 화학적 인자로 작용하여 호중구와 단핵구를 상처 부위로 유도한다. 이러한 세포는 순환계에서 상처 주변 혈관의 내피층을 통해 혈구누출되어 상처 부위로 들어온다.

호중구의 주된 작용은 식세포 작용과 미생물의 세포 내 살해 작용이다. 이들은 또한 몇몇 전염성 사이토카인을 표현하여 국소적인 각질세포와 대식세포의 활성에 있어서 초기 신호의 역할을 하기도 한다. 급성 염증반응 이후(24~48시간), 침입한 단핵구들은 활성화된 대식세포가 되어 남아 있는 병원과 세포 찌꺼기들을 탐식한다. 이렇게 활성화된 대식세포는 또다른 성장인자와 사이토카인(PDGF 등)의 원천이 되어서 손상 부위로 섬유아세포를 유도한다.

증식

초기의 육아조직은 고혈관성, 고세포성이다. 전층 상처의 경우 재상피화만으로는 치유되지 않고 초기 반응으로 상처 주변의 섬유아세포가 증식을 시작한다. 이들은 상처로 이주해 들어와서, 섬유소(fibrin), 섬유결합소(fibronectin), 비트로넥틴(vitronectin), 글리코사미노글리칸(glycosaminoglycan; GAG)로 이루어진 ECM(extracellular matrix)를 형성한다. 이 육아조직에는 콜라겐 Ⅲ와 Ⅰ의 비율이 높게 존재한다. 각질세포와 섬유아세포는 상처의 성장인자에 자극을 받아 증식을 시작하게 된다. 육아조직이 증식됨에 따라 콜라겐이 충분히 축적되고, 아직 알 수 없는 신호에 의해 세포자멸이 진행되면서 세포성이 감소하게 된다. 그리고 VEGF, TGF-β1, angiotropin, thrombospondin 등의 혈관생성 분자 자극에 의해 ECM 내에서 새로운 혈관이 생성되게 된다. 큰 상처에서는 변화된 상처의 섬유아세포(근육섬유아세포)가 상처를 수축시킴으로써 결함을 메우는데 필요한 육아조직의 양과 재상피화 범위를 줄여 준다. 섬유아세포는 또한 actin과 desmin과 같은 수축 단백질을 통해 상처 경계에 물리적인 장력을 제공한다. 상처가 봉합된 뒤에 물리적인 장력이 없어지게 되면 그것이 상처 수축에 대한 '멈춤' 신호로 작용하게 된다. 상처의 재상피화는 손상 후 몇 시간 이내에 이루어진다. 이주해 온 각질세포는 tissue-type/urokinase-type의 플라스미노겐 활성인자(tPA와 uPA)와 uPA 수용체를 변화시켜 섬유소용해를 활성화시켜서 각질세포의 이주에 필수적인 작용을 한다.

상처의 기질에서 증식되어 나오기 위해서 각질세포는 섬유결합소에 대한 새로운 수용체와 콜라겐을 계속 표현하게 된다. 각질세포의 이주와 재상피화는 상처의 수축에 의해 유도된다.

재형성

상처의 재형성 단계에서는 과다한 콜라겐과 기질이 조직 효소에 의해 제거되고 염증세포는 상처 부위를 떠나게 된다. 흉터는 기질 용해와 콜라겐 생합성의 균형에 의해 그 성숙이 조절된다. 섬유아세포가 콜라겐, 수축성 단백질, 세포외기질을 합성할 동안에 섬유아세포, 비만세포, 내피세포, 대식세포 등이 다양한 종류의 효소들(matrix metalloproteinase)을 분비한다. 이런 단백질 분해효소와 이 억제인자(TIMP Ⅰ, TIMP Ⅱ)의 균형이 조직 치유에 중요한 역할을 한다. T림프구에 의해 생성된 인터페론(interferon-gamma), 백혈구(interferon-alpha), 그리고 섬유아세포(interferon-beta)는 항섬유능이 있으며, 섬유아세포의 콜라겐과 섬유결합소 합성을 억제한다. 이 재형성 과정은 보통 6~12개월 정도 진행되나 초기 손상 후 몇 년 동안 지속되는 경우도 있다. 흉터의 신장 강도(tensile strength)는 정상 피부의 70~80% 정도이기 때문에 재손상에 좀 더 취약하다.

흉터 형성의 유형

정상 흉터

진피 내로 침범하는 모든 손상은 항상 흉터를 남기며 회복된다. 손상 후 7~10일 동안의 초기 흉터는 콜라겐 Ⅲ/Ⅰ의 비율이 높다. 이것은 정상 피부 장력의 5~10% 정도밖에 되지 못한다. 그러나 다음 6~12개월이 지나면서 콜라겐의 축적과 교차결합으로 상처가 재형성되어 성숙한 흉터가 생기게 되면 원래 신장 강도의 80% 정도까지 회복하게 된다(주로 콜라겐 I로 구성됨).

비정상 흉터

피부의 표면 손상은 가끔 과다하게 흉터를 형성시켜 비대, 켈로이드성 흉터가 되기도 한다. 이런 비정상적 흉터 형성에 대한 이론은 완전히 정립되지 않았고, 단지 초기 상처치유 단계에서부터 잘못되기 시작하여 정상 상태로 잘 회복되지 않는다는 점만 알려져 있다. 염증 단계 이후 새로운 콜라겐의 형성이 정상 단계보다 더 오래 지속된다. 콜라겐 합성은 정상보다 약 20배 이상 증가하며, 전환도 빨라져서 콜라겐 축적이 비정상적이고 불균형하게 일어나게 된다.

켈로이드 흉터의 섬유아세포는 성장인자의 자극 없이도 세포당 더 많은 양의 콜라겐을 생산해 낸다(시험관 내, 인체 내에서 모두). 켈로이드에서는 콜라겐 분해효소(collagenase)와 그 억제제(inhibitor)의 농도도 상승되어 있다.

면역조절 사이토카인의 농도 변화도 켈로이드 형성에 중요한 역할을 한다. 켈로이드 환자는 정상보다 높은 수치의 IL-6, TNF-알파, 인터페론-베타를 가지고 있는 것으로 밝혀졌다. 한편 TNF-베타와 인터페론-알파, 인터페론-베타의 수치는 두드러지게 감소했다. 켈로이드의 형성은 이런 섬유아세포 이상에 의한 경우뿐만 아니라 각질세포의 섬유아세포 조절기능의 이상과도 관련이 있는 것으로 보인다. 켈로이드 유래의 인간 각질세포(KHKs)는 정상적인 인간 피부 섬유아세포(NHFs)의 증식을 보통의 경우보다 더 많이 유도해 낸다. 그리고 NHF가 켈로이드 조직과 유사한 패턴으로 콜라겐을 분비하도록 만든다. KHKs와 함께 배양된 켈로이드 유래의 섬유아세포는 더욱 높은 증식률을 보여주어, 각질세포와 섬유아세포가 둘 다 내부적인 이상 인자임을 알 수 있다.

인슐린 유사 성장인자와 같은 성장인자는 KHKs와 함께 배양된 KHF의 조절에 중요한 역할을 하는 것으로 보인다.

TGF-베타

TGF-베타는 과도한 흉터와 켈로이드 형성을 일으키는 물질로 떠오르고 있는 중이다. 이것은 섬유아세포의 콜라겐 형성과 fibronectin, proteoglycan 합성을 촉진한다. 또한 콜라겐 분해효소의 생산을 억제하고 콜라겐 분해효소 억제제의 생산을 증가시켜 기질의 분해를 억제한다. TGF-베타의 세 가지 이소체(1, 2, 3)가 포유류에서 발견된다. 켈로이드성 섬유아세포는 pro-fibrotic 기능과 흉터 생성을 촉진하는 1과 2의 이소체에 특히 민감하게 반응한다.

설치류를 이용한 실험연구에서 TGF-β1과 β2에 대한 항체를 이용하면 콜라겐의 축적과 흉터 형성을 감소시킬 수 있는 것으로 밝혀졌다. TGF-β3를 첨가했을 경우, 상처치유 초기부터 단핵구과 대식세포의 축적을 줄이고, 염증반응 감소 및 섬유결합소, 콜라겐 Ⅰ/Ⅲ의 축적을 줄여서 신생 피부층의 구조화를 개선시켜 흉터 생성을 억제한다. 늙은 쥐에서는 손상 후 7일 째부터 TGF-β3 이소체가 증가하지만, 어린 쥐에서는 손상 직후부터 TGF-β1과 β2가 항상 증가하는 것으로 보고되었다. 이 사실은 장년층에서 어느 정도의 흉터 형성의 정도 감소와 조직 회복의 경과가 좋다는 사실을 설명해 준다. 이 TGF-β 이소체들의 비율을 통해 상처 회복의 예후를 알아볼 수도 있을 것이다.

기질 금속단백분해효소 (Matrix metalloproteinases)

MMPs는 상처치유에서 ECM의 재형성을 담당하는 조직 효소이다. 상처 회복 과정에서 태아 피부의 ECM 구성은 성인의 그것과 다르게 나타난다. MMPs와 TIMPs의 표현비의 변화가 유전적 성질의 변화(ontogenetic transition)에 의해 이루어지고 이것이 흉터 형성 상처 회복의 양상을 바꾼다는 주장이 제기되고 있다.

MMP와 TIMP의 표현은 정상 상처치유 과정에서는 매우 정교하게 이루어지는 것으로 보인다. MMPs와 TIMPs간의 불균형은 상처치유를 방해하고 비정상적 흉터의 형성을 초래한다. MMP1은 흉터 형성 상처나 무흉터 상처 모두에서 상승된다. 그러나 태아의 무흉터성 상처의 회복 중에 MMP1과 MMP9의 상승이 가장 현저한 것으로 나타난다.

무흉터성 상처 회복에서는 변화가 없는 MMP2의 수치가 흉터성 상처에서 3배 이상 상승하는 것으로 보인다. 흉터 형성 상처에서는 MMP1과 MMP3가 상승한다. 전체적으로 무흉터성 상처에서는 TIMP에 대한 MMP의 비율이 흉터성 상처에 비해 높게 나타나는 것으로 보인다.

세포자멸사 (Apoptosis)

예정된 세포 죽음(programmed cell death)이라고도 불리는 세포자멸사는 유전적인 것으로 조직의 항상성 유지를 위해 중요하다. 세포자멸사는 몇 가지 내적, 외적 요소에 의해 조절된다. 정상적인 상처 회복에서는 육아조직의 흉터조직으로의 이행에 작용하는 것으로 생각된다. 그 이행기에는 섬유아세포, 염증세포, 내피세포, 그리고 가장 중요한 근육섬유아세포 등이 세포자멸사 과정을 겪게 된다.

켈로이드성 섬유아세포는 정상보다 낮은 비율의 세포자멸사를 보여 주었다. 이런 세포자멸사에 대한 저항성 발현의 기전이 몇 가지 제기되고 있다. 이것을 차례로 논의해 보겠다. 표 1.1에는 pro-apoptotic/anti-apoptotic 효과를 가진 유전자와 단백질을 정리해 놓았다.

p53 유전자는 세포의 증식과 자멸을 조절함으로써 종양 억제기능을 가진다고 알려져 있다. 덧붙여 이 유전자가 돌연변이를 일으키게 될 경우, 인간에게서 산발적인 종양의 발생을 초래할 수 있다고 알려져 있다. Saed 등은 PCR과 SSCP를 통해 켈로이드성 섬유아세포에서 *p53* 유전자의 점돌연변이를 발견하였고 DNA 시퀀싱으로 이를 확정지었다. 같은 환자의 정상 피부조직의 섬유아세포에서는 그 돌연변이가 나타나지 않았다.

또 다른 연구에서는 켈로이드 조직의 말단 부분의 고세포성, 어린 조직에서 *p53*의 조절이상과 bcl-2의 상향조절이 대조군보다 적은 세포자멸사와 함께 나타났다고 보고하였다. 한편, Fas의 표현은 켈로이드 조직 중앙의 저세포성 부분에서 좀 더 잘 나타났다. TGF-β1은 켈로이드 유래 섬유아세포의 세포자멸사 저항성에 작용하고 있다고 생각되는데, 이는 TGF-β1이 첨가된 경우에 Fas 관련성 세포자멸사의 표현이 정상 피부의 섬유아세포와 비대 흉터 섬유아세포와 비교하여 켈로이드유래 섬유아세포에서 줄어들지 않았다는 점에서 알 수 있다. 켈로이드성 섬유아세포는 세라마이드 유발성 세포자멸사에도 저항성이 있는 것으로 보인다(세라마이드는 IGF의 상승에 의해 유도되는 것으로 생각된다).

Woolery-Lloyd와 Berman은 켈로이드의 생리에 관련이 있는 세포자멸사와 연관된 두 그룹의 유전자들을 발견하였다. 이 두 그룹은 Caspase와 TNF 그룹으로 생각된다. Caspase 그룹은 pro-apoptotic 속성을 지닌 단백질의 집합으로 연속적인 연쇄반응을 통해 단백분해성 활동과 세포자멸사를 유도한다. Caspase-8, 13, 14는 켈로이드에서 정상보다 높게 상승되어 있다. Caspase-8은 Fas와 TNF 수용체의 결합으로 시작되는 연쇄반응의 첫번째 효소이다. Caspase-13은 Caspase-8에 의해 활성화되는 pro-apoptotic 효소이다. 흥미롭게도 Caspase-14는 이런 연쇄반응에 참가하지 않고 각질세포에서만 나타나는 것으로 보인다. Caspase-6은 pro-apoptotic 효소로서 켈로이드에서는 하향 조절되어 있다. TNF 그룹은 TNF 리간드와 수용체를 포함한다. 정상 피부와 비교해서 TNFSF12와 TNFSF14(리간드)는 상승되어 있지만 TNFRSF10B와 TNFRSF1B(수용체)는 하강되어 있다. 흥미롭게도 켈로이드에서 유래된 섬유아세포는 TNF-알파의 존재 하에서 Caspase와 TNF 그룹의 세포자멸성 유전자의 표현 정도가 정상보다 낮게 나타난다. 이러한 세포자멸사에 대한 저항성은 켈로이드 섬유아세포의 TNF 수용체가 감소되는 것을 보면 알 수 있다.

Sayah와 그 동료들은 켈로이드와 정상 흉터의 64가지 세포자멸사 관련성 유전자 표현을 비교해 보았다. 이 중 8가지는 켈로이드 조직에서 현저히 적게 표현되는 것으로 드러났다(유의차>50%). 이 8가지는 세포자멸

세포자멸사 기능	
Pro-apoptotic	**Anti-apoptotic**
Caspase 3	Bcl
Caspase 6	DAD-1
Caspase 8	ERK
c-myc	GST
NIP-3	GSTM
HDLC-1	GP
TRADD	JNK
TNF*	TNF*

* TNF can induce both cell death and cell survival.

표 1.1 세포자멸사 기능

사의 촉진인자인 TRADD, c-myc protooncogene, NIP-3, HDLC-1과 세포자멸 억제인자인 DAD-1, G-S-T, G-S-T-M, glutathione peroxidase를 일컫는다.

표피의 각질세포는 진피의 섬유아세포의 조절에 관여하는 것으로 생각되고 있다. 켈로이드에서 유래된 각질세포와 함께 증식된 켈로이드성 섬유아세포는 정상적인 각질세포와 함께 증식되었을 때보다 더 많이 증식된 것으로 나타났다. 덧붙여 켈로이드성 각질세포와 함께 배양된 켈로이드성 섬유아세포는 세포자멸사에 대해 저항성이 더 강한것으로 보였다. Pro-apoptotic 인자인 Caspase-3의 감소, bcl-2의 표현의 증가, ERK와 JNK 인산화의 증가, 모든 anti-apoptotic factor 표현이 켈로이드성 각질세포와 함께 배양된 켈로이드성 섬유아세포에서 나타났다. 이런 결과와 Caspase-14(각질세포에서만 발견되는)가 켈로이드에서 상승된 것을 보면 표피와 진피 사이의 켈로이드 형성의 생리에 연관성이 있다는 것을 짐작할 수 있다.

세포자멸사와 관련된 유전자의 조절이상은 섬유아세포가 자멸사하는 비율을 낮추고 ECM의 생산과 분비를 정상 상태를 넘기도록 계속 진행시

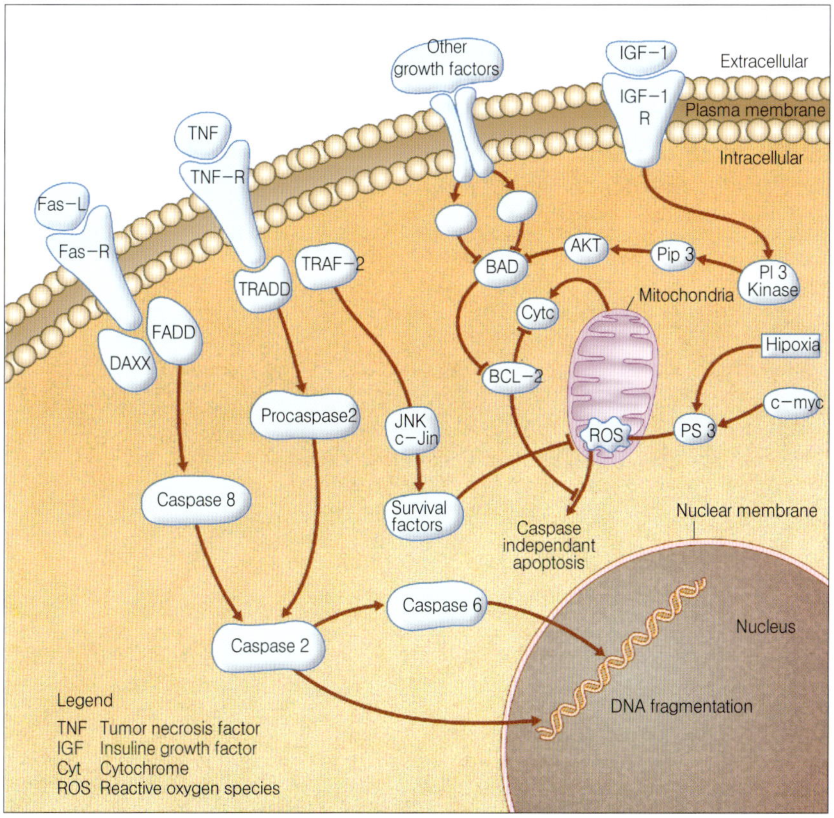

그림 1.1 켈로이드 경로에서 예상 작용 매커니즘을 보여주는 Apoptotic 신호. Cyt = cytochrome, IGF = insulin growth factor, ROS = reactive oxygen species, TNF = tumor necrosis factor. Other nonillustrated mediators = ceramide, caspase 13, caspase 14, NIP-3, HDLC-1, DAD-1, G-S-T, G-S-T-M, ERK, GP

킬 수 있어, 켈로이드의 진행성 양상을 알 수 있다. 세포자멸사는 상처치유에서 중요한 두 시기에 작용한다. 첫 번째는 염증기와 증식기 사이에 일어나는 염증세포의 침윤을 하향조절하여서 anti-apoptotic factor가 염증세포로 하여금 좀 더 오래 지속될 수 있도록 하는, 곧 profibrotic 효과를 일으킨다. 두 번째 역할은 섬유아세포와 그 콜라겐의 작용을 하향조절하는 것으로, anti-apoptotic factor가 콜라겐의 축적을 증대시킨다. 이것은 켈로이드성 흉터에서 관찰된다.

코네티컷 대학의 건강센터에서는 현재 genome-wide screening과 연관성 분석을 통해 켈로이드의 섬유성 반응을 일으키는 중요한 유전자에 대한 연구를 계속하고 있다.

결론적으로 말해, 켈로이드의 생리에 중요한 작용을 하는 유전자가 몇 가지 존재한다는 것을 알 수 있다. 켈로이드성 흉터에서 관찰되는 높은 증식능은 단지 증식 속도의 증가만이 아니라 세포자멸사의 감소에 의해서도 일어난다는 것을 이해할 수 있다. 이러한 유전자가 어떻게 작용하고 정확히 어떤 역할을 하는지에 대해서는 아직 밝혀지지 않았지만, 켈로이드에서 세포자멸의 조절작용이 비정상적으로 일어난다는 사실은 자명한 것 같다. 켈로이드의 세포자멸사에 대한 보다 더 심도있는 연구를 진행함으로써 비정상적 상처치유의 예방과 치료의 목표를 잡는데 도움을 줄 수 있을 것이다.

흉터의 임상병리학적 측면

비대 흉터

비대 흉터(표 1.2)란 상처의 말단부를 침범하기보다는 원 상처 부위에 제한된 상태로 증식하여 밀려 올라오는 양상의 상처를 말한다. 보통 무증상이며, 상처 발생 후 몇 주 안에 발생하여 서서히 없어진다. 젊은층에서 흔하게 나타난다. 이 흉터는 과소나 과다의 색소침착을 나타내고 매끄러운 표면을 갖는 경향이 있다. 비대 흉터(그림 1.2)와 켈로이드성 흉터는 몇 가지 임상적인 측면을 공유한다. 예를 들어, 비대 흉터와 켈로이드성 흉터 위의 표피는 얇으며 정상적인 피부의 부속기관과 같은 특징이 결여되어 있다. 그리고 귓불, 윗가슴, 윗등, 삼각근 부위에서 공통적으로 잘 발생하며 점막층, 손바닥, 발바닥, 음경, 음낭, 눈꺼풀 등에서의 발생은 드물다.

조직병리

비대 흉터의 특징은 섬유성 콜라겐이 섬유아세포와 함께 피부 표면과 평행하게 배열되는 것이다(그림 1.3).

비대 흉터는 켈로이드성 흉터에서는 발견되지 않는 근육섬유아세포를

정상 흉터, 비대 흉터, 켈로이드 흉터의 주요 특징		
정상 흉터	**비대 흉터**	**켈로이드 흉터**
7~10일 후 발달	몇 주 내 발달	몇 개월 내 발달
전연령대	젊은 층	전연령대, 10~30세 발병률 높음
무증상	가계 유전	가계 유전
비혈관성	무증상	압통, 소양감
편평함	고 혈관성	고 혈관성
상처경계 내	상처 경계 내	상처 경계 밖까지 확장
수축	융기	융기
자연 소실	수축	수축 없음
과소-과다색소침착	붉어지거나 과소/과다 색소침착 가능성 있음	붉어지거나 과소/과다 색소침착 드묾

표 1.2 정상 흉터, 비대 흉터, 켈로이드 흉터의 주요 특징

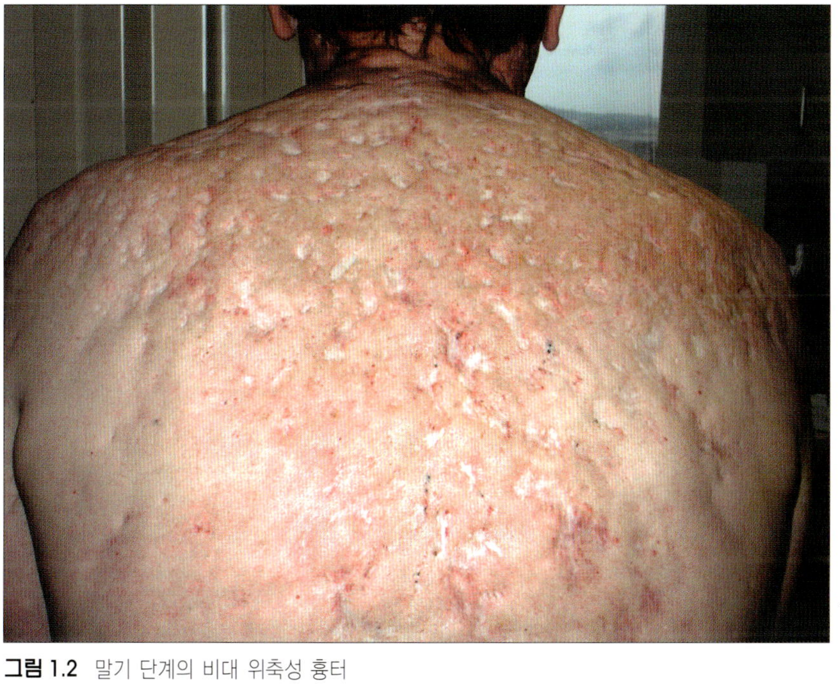

그림 1.2 말기 단계의 비대 위축성 흉터

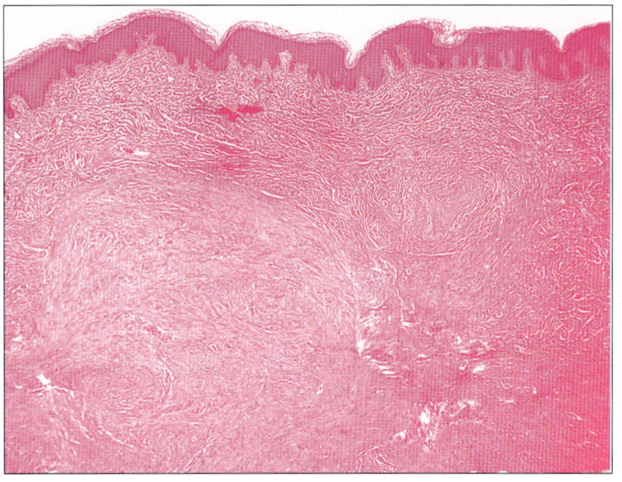

그림. 1.3 비대 흉터의 조직병리 사진. 큰 결절성의 paucicellular한 섬유화가 이에 수직으로 진행하는 혈관에 걸쳐 보이고 있다. 표피가 평평하게 되어 있지 않다는 점을 유의하기 바란다. (보스턴 의대 Dr. Samer Ghosn 제공)

포함하고 있다. 정상 피부와 흉터에 풍부하게 존재하는 엘라스틴은 비대 흉터나 켈로이드성 흉터에는 많이 존재하지 않는다. 그리고 혈관은 피부에 수직으로 배열한 상태로 명료하게 보인다. 전자현미경으로 관찰하면 켈로이드나 비대 흉터 모두에서 부분적으로 혹은 완전하게 폐쇄된 혈관을 볼 수 있다.

켈로이드성 흉터

그리스어로 'Chele', 게 집게발톱이란 말에서 기원한 켈로이드 'keloid'는 원 상처 부위의 경계를 넘어서 확장되어 불규칙하게 형성된 흉터를 말한다. 비대 흉터와는 달리 켈로이드가 없어지지 않고 계속 진행하는 특성을 갖고 있다. 보통 넓은 결절성의 흉터를 만들며, 거친 밧줄(rope-like)과 같은 표면을 형성한다. 이것은 주변의 조직으로 확장되어 나가며, 대개 소양감과 압통을 동반한 증상을 나타낸다. 켈로이드는 모든 피부 타입에서 발생할 수 있지만, 어두운 색소침착성 피부를 갖는 사람에게서 더 발생 위험성이 높다. 흑인에서는 발생률이 약 16%나 된다(그림 1.4).

유아나 노년층에서는 발생이 드물며, 10~30세 사이에 발생률이 가장 높다. 남녀의 발생비는 약 1:1이다. 켈로이드가 가족력을 띤다는 보고는 있지만 아직 확실한 유전적 연관성의 여부는 밝혀지지 않는다.

조직병리

켈로이드에서 콜라겐 다발은 두꺼워져 있고 호산성을 띠고 있으며, 결절성으로 배열되어 있다. 그리고 켈로이드성 흉터의 섬유아세포는 다른 종류의 흉터의 경우와 같이 큰 핵을 갖고 있다. 혈관성이 매우 심하게 나타나

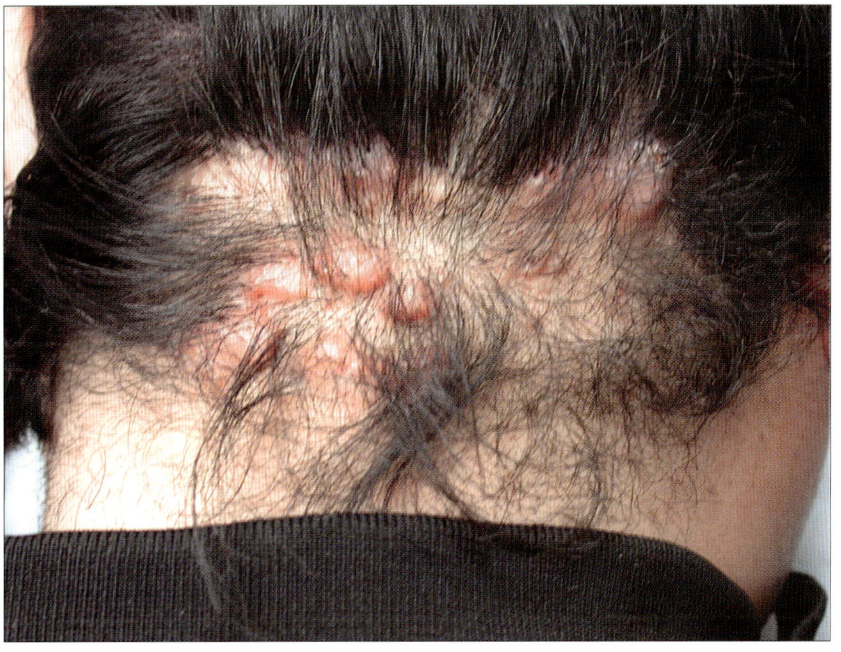

그림 1.4 켈로이드

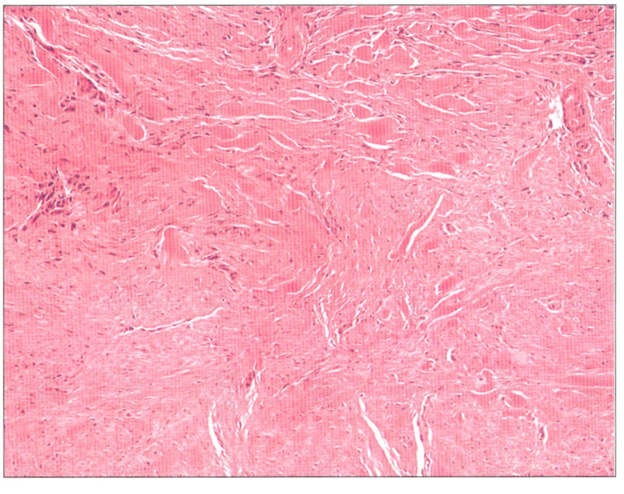

그림 1.5 켈로이드의 조직병리 사진. 광범위한 균일성의 호산구성 켈로이드 콜라겐이 다른 주변의 섬유 조직과 대비되어 나타나는 모습을 주목하기 바란다. (보스턴 의대 Dr. Samer Ghosn 제공)

며 혈관 상피세포의 과다한 증식 때문에 때로는 혈관 폐쇄와 석회화를 초래하기도 한다.

과도한 염증을 초래하는 감염, 상처 부위에 가해지는 심한 장력, 외부 물질 등은 켈로이드 반응을 일으킨다. 켈로이드 조직은 장력이 약한 부위로 이식되자 점차 사라졌다는 보고가 있다.

그리고 켈로이드가 알비노증인 사람에게서는 보고되지 않고, 어두운 색소침착 피부를 가진 사람에게서 더 자주 일어난다는 것으로 보아 멜라닌세포가 켈로이드 형성에 작용할 수도 있음을 암시하고 있다. 또 콜라겐 합성을 상향 조절한다고 알려진 비만세포는 정상적인 흉터나 피부에서보다 켈로이드성, 비대 흉터 모두에서 훨씬 많이 나타난다(그림 1.5).

비대 흉터 및 켈로이드 흉터의 조직생리학적 특징		
정상 흉터	**비대 흉터**	**켈로이드 흉터**
얇은 웨이브 모양의 콜라겐 다발 피부 표면과 평행 엘라스틴 존재	원섬유성 콜라겐 다발 피부 표면과 평행 엘라스틴 항상 부재	두껍고 호산성 콜라겐 다발 집중된 배열을 가진 결절 엘라스틴 항시 부재
비세포성(noncellular)	근육섬유아세포 존재 섬유아세포는 정렬된 정상 핵을 가짐 피부 표면과 평행 비만 세포와 혈장 세포 존재	근육섬유아세포 부재 규칙적인 정렬이 안된 큰 핵을 가진 많은 섬유아세포 증가 비만 세포와 혈장 세포 존재
비혈관성(nonvascular)	명료한 혈관(피부 표면과 수직) 혈관 상피 세포의 과다한 증식과 부차적인 혈관 폐쇄	고 혈관성(피부 표면과 수직) 혈관 상피 세포의 과다한 증식과 뚜렷한 혈관 폐쇄
무석회화	무석회화	석회화 존재 가능성
편평한 표피	편평한 표피	편평하지 않은 표피
섬유성 유두 진피	섬유성 유두 진피	비섬유성 유두 진피
상처 경계 밖 확장 없음	상처 경계 밖 확장 없음	상처 경계 밖으로 확장– 정상적으로 나타나는 표피와 진피 아래

표 1.3 비대 흉터 및 켈로이드 흉터의 조직생리학적 특징

위축성 흉터

위축성 흉터는 비대 흉터나 켈로이드보다 흔하게 나타난다. 얇고 위축된(wrinkled) 형태가 특징적이다. 때때로 함몰 반흔성을 나타내어 일차성 위축(primary atrophy)과 비슷해지기도 한다.

이 흉터는 손상받은 피부의 경계에 국한적으로 형성되나 주변부의 손상받지 않은 피부 표면의 하층에도 생길 수 있다. 연령과 상관없이 발생하며 대개 무증상이고, 몸의 어느 부위에라도 발생할 수 있다.

조직병리

위축성 흉터의 콜라겐 패턴(배열)은 비대 흉터의 그것과 비슷하다. 그러나 비대 흉터에 비해 혈관성과 세포성이 현저히 낮다(vascularity/cellularity). 표 1.3에 비대 흉터와 켈로이드의 특징을 요약해 놓았다.

흉터 형성에 영향을 미치는 요인들

연령

태아의 무반흔성 상처치유

이제까지 관찰된 바에 의하면, 태아에서의 피부 상처치유는 성인의 그

것과 매우 다른 것으로 나타났다. 신속하고 흉터 없이 치유되었다. 태아의 무반흔성 상처치유의 메커니즘은 아직 확인되지 않았지만, 상처의 치유가 일어날 때, 거의 염증을 동반하지 않으며 많은 양의 히알루론산이 상처 부위 기질에 침착되고 콜라겐이 조직화된 방식(organized manner)으로 침착되는 사실이 확인되었다.

태아의 상처 부위 주변 환경은 성인의 그것과 많은 면에서 다르다. 상대적으로 태아는 저산소증 상태에 있으며, 자연히 태아조직의 산소공급은 임신 중에는 낮게 유지된다.

태아의 상처조직의 기질에는 중성구의 침착이 적기 때문에 최소한의 염증반응만이 유발된다. 그러나 임신이 지속됨에 따라 태아의 면역 시스템이 발달하게 되고, 이는 염증반응을 증대시키기 때문에 이후에는 흉터가 발생하게 된다.

태아의 피부상처는 지속적으로 따뜻하고 무균상태이며, 성장인자가 풍부한 양수와 접촉하고 있다. 그러나 양수가 무반흔성 상처치유에 중대한 역할을 하는 것은 아니다. 양의 태아를 이용한 연구에서 Sialistic patch를 이용해 상처를 양수 접촉과 격리시켰음에도 무반흔성 상처치유가 이루어졌고, 또 성체 양의 상처조직을 태아에 이식하여 양수에 접촉시켰지만 흉터가 만들어졌음이 관찰되었기 때문이다.

히알루론산이 풍부한 세포외기질(ECM)은 세포활동성과 증식, 태아조직의 치유를 촉진하므로 무반흔성 상처치유에 가장 중요한 요소로 생각되고 있다. 성인의 상처조직에서는 발견되지 않는 HASA(Hyaluronic-acid-stimulating Activity)란 당단백질이 태아의 상처조직에서는 풍부하게 지속적으로 존재하며 이것이 콜라겐의 규칙적인 축적을 촉진하는 것 같다. 쥐의 고막을 천공하여 HA(hyaluronic acid; 히알루론산)로 처리하면 이렇게 처리하지 않은 대조군보다 더 빠른 상처치유가 일어날 뿐만 아니라 흉터조직도 적게 형성된다. 콜라겐 섬유층의 배열도 매우 규칙적이다.

태아 상처조직의 신속한 상피화는 상처 기질에 섬유결합소와 tenascin이 초기에 축적되는 것과 관계가 있는 것으로 보인다. 성인과 태아의 섬유아세포에는 서로 다른 특징이 있다. 초기 태아의 섬유아세포는 타입 Ⅲ와 Ⅳ 콜라겐을 많이 합성하는데 비해 성인의 섬유아세포는 주로 타입 Ⅰ 콜라겐을 많이 만들어 낸다. 또한 성인의 섬유아세포와 달리 태아의 섬유아세포는 콜라겐을 합성하는 동시에 증식도 가능하다. 그 결과로 성인의 상처회복에서 콜라겐의 축적은 지연될 수밖에 없어, 결국 흉터가 형성된다. 수축은 흉터 없는 상처 회복에 거의 아무런 역할을 하지 못하는데, 태아의 상처 회복에서는 근육섬유아세포가 사실상 등장하지 않는 것을 보면 알 수 있다.

염증은 조직의 회복과 흉터 형성에 핵심적인 역할을 한다. 염증이 없을 경우 배아는 흉터의 생성 없이 상처를 회복시킬 수 있다. 나이를 먹어감에 따라 상처 회복능력이 약해진다는 것이 중론이다. 노화가 진행됨에 따라 대식세포와 T-세포의 기능이 약화되고 섬유아세포의 반응성과 운동성 감소 및 TGF-베타와 같은 성장 인자와 그 수용체의 분비 분포가 감소하여 전체적인 염증반응이 감소하게 된다. 이 사실은 노화에 관련한 상처 회복 속도와 질의 차이를 설명해 준다. 연장자에게서 상처의 회복 속도는 느리지만, 그 흉터의 질은 향상되어 가는 것을 볼 수 있다. 그 이유는 상처입은 피부에서의 TGF-베타의 양이 감소하기 때문인 것으로 생각된다. 또한 연장자에게서는 태아 섬유아세포와 비슷한 섬유아세포들이 존재하여 태아의 상처 회복과 비슷한 양상을 보일 수도 있다. 폐경 이후 감소하는 에스트로겐과 같은 호르몬이 연장자에게서는 상처 봉합을 지연시키고 흉터 형성을 감소시키는 역할을 하기도 한다.

유전적 요소

켈로이드와 색소침착성 피부의 발생에 대한 가족력이 자주 보고되고 있는데, 흑인과 히스패닉계에서 약 4.5~16%에 이르는 경우가 그러하다고 한다. 상염색체 우성, 상염색체 열성의 두 가지 패턴이 모두 발견되었다.

HLA-β14, BW16, A형, Rubenstein-Taybi 증후군의 경우에서 켈로이드의 발생률이 높다고 한다.

호르몬 : 에스트로겐

실험실 연구에서 생식호르몬이 상처 회복의 중요한 특정 단계(증식, 염증기)에 영향을 주는 것으로 나타났다. 에스트로겐은 TGF-베타의 이소형과 그 수용체의 생산을 조절하는 것으로 알려져 있는데, 이 물질들은 섬유화와 흉터 형성에 중요한 역할을 한다. 건강한 여성의 노화 과정은 TGF-β1의 감소에 따른 표피 상처의 회복 속도의 감소, 흉터의 질 향상과 연관성이 있다. 호르몬 대체요법은 폐경기 여성에서 이러한 상처 회복의 지연을 줄일 수 있는데, 이것은 상처의 회복이 직접적이든 간접적이든 생식 호르몬과 관련이 있음을 시사한다. 인간을 연구한 결과에 따르면 총체적인 호르몬 대체요법을 3개월 동안 받게 되면 폐경기 여성의 급성 상처의 재상피화와 콜라겐 축적을 가속화시킨다고 보고되었다.

섬유아세포에서 에스트로겐 수용체의 존재는 에스트로겐이 직접적으로 이 세포의 기능을 조절한다는 것을 알려 주고 있다. 시험관 연구에서 에스트로겐은 TGF-β1의 농도를 상승시킨다는 것을 보여주었다.

이 자료는 에스트로겐이 피부의 섬유아세포 형성이나 TGF-β1의 분비에 관련이 있음을 암시해 준다. 결국 전신적인 에스트로겐 길항제가 인체에서 흉터 생성을 억제할 수 있다는 점이 흥미롭게 다가온다. 에스트로겐 길항제인 타목시펜을 투여받은 여성에게서 흉터를 분석해 본 결과 타목시펜을 투여받지 않은 여성의 경우보다 더 우수한 결과를 보여주었다.

요약

흉터는 전층 손상의 치유과정 후에 생성된다. 병적인 비대 또는 켈로이드성 흉터는 치료 및 관리에 어려운 점이 있다. 비정상적 흉터에 대한 병리생리적인 연구가 진전되긴 하였으나 최적의 치료 전략을 수립하기 위해서는 아직도 알아내야 할 것이 많다.

감사의 말

세포자멸사(Apoptosis) 집필에 대해 도움을 준 Brian Berman과 Claudia C. Ramirez에게 감사를 드리고 싶다.

참고문헌

Adzick S, Longaker M 1992 Scarless fetal healing. Annals of Surgery 215:3–7
Ashcroft G, Dodsworth J, Boxtel E, et al 1997 Estrogen accelerates cutaneous wound healing associated with an increase in TGF-beta 1 level. Nature Medicine 3:1209–1215
Ashcroft G, Horan M, Ferguson M 1997 The effect of aging on wound healing: Immunolocalization of growth factors and their receptors in a murine incisional model. Journal of Anatomy 190:351–365
Bloom D 1956 Heredity of keloids: A review of the literature and a report of a family with multiple keloids in 5 generations. New York State Medicine 56:511–519
Burton C 2003 Dermal hypertrophies. In: Bolognia J, Jorizzo J, Rapini R (eds) Dermatology. Mosby, London, pp 1531–1537
Calnan J, Copenhagen H 1967 Auto-transplantation of keloid in men. British Journal of Surgery 54:330–335
Carlson MA, Longaker MT 2004 The fibroblast-populated collagen matrix as a model of wound healing: a review of the evidence. Wound Repair and Regeneration 12:134–147
Castagnoli C, Perveci OD, Stella AA, et al 1990 The HLA B-16 allogenotype constitutes a risk factor for hypertrophic scarring. Human Immunology 24:229–232
Chodon T, Sugihara T, Igawa HH, Funayama E, Furukawa H 2000 Keloid-derived fibroblasts are refractory to Fas-mediated apoptosis and neutralization of autocrine transforming growth factor-beta1 can abrogate this resistance. American Journal of Pathology 157:1661–1669
Clark RAF 1996 Wound repair: Overview and general consideration. In: Clark RAF (ed.) The Molecular and Cellular Biology of Wound Repair. New York, Plenum Press, pp 3–50
Cohen IK, Keiser HR, Sjoerdgmo A 1971 Collagen synthesis in human keloid & hypertrophic scar. Surgical Forum 22:488
Dang C, Beanes S, Lee H, Zhang X, Soo C, Ting K 2003 Scarless fetal wounds are associated with an increase matrix metalloproteinase-to-tissue-derived inhibitor of metalloproteinase ratio. Plastic and Reconstructive Surgery 111:2273–2285
Desmouliere A, Redard M, Darby I, Gabbiani G 1995 Apoptosis mediates the decrease in cellularity during the transition between granulation tissue and scar. American Journal of Pathology 146:56–66
Diegelman RF, Bryant CP, Cohen IK 1977 Tissue alpha globulins in keloid formation. Plastic and Reconstructive Surgery 59:418–423
Diegelman RF, Cohen IK, McCoy B 1979 Growth kinetics and collagen synthesis of normal skin scar and keloidal fibroblasts in vitro. Journal of Cell Physiology 98:341–346
Estes JM, Vande Berg JS, Adzick NS, MacGillivray TE, Desmouliere A, Gabbiani G 1994 Phenotypic and functional features of myofibroblasts in sheep fetal wounds. Differentiation 56:173–181
Fitzpatrick T, Bernhard J, Cropley T 1999 The structures of skin lesions and fundamentals of diagnosis. In: Freedberg IM, Eisen AZ, Wolff K et al (eds) Fitzpatrick's Dermatology in General Medicine. 5th edn. McGraw Hill, New York, pp 29, P1163–P1165
Funayama E, Chodon T, Oyama A, Sugihara T 2003 Keratinocytes promote proliferation and inhibit apoptosis of the underlying fibroblasts: an important role in the pathogenesis of keloid. Journal of Investigative Dermatology 121(6):1326–1331
Grondahl HJ, Lund LR, Ralfkiaer E, et al 1988 Urokinase and tissue plasminogen activators in keratinocytes during wound reepithelialization in vivo. Journal of Investigative Dermatology

90:790–795
He Y, Grinnell F 1994 Stress relaxation of fibroblasts activates a cyclic AMP signaling pathway. Journal of Cell Biology 126:457–464
Hubner G, Brauchle M, Smola H, et al 1996 Differential regulation of pro-inflammatory cytokines during wound healing in normal and glucocorticoid treated mice. Cytokine 8:548–556
Humke EW, Ni J, Dixit VM 1998 ERICE, a novel FLICE-activatable caspase. Journal of Biological Chemistry 273:15702–15707
Ishihara H, Yoshimoto H, Fujioka M, et al 2000 Keloid fibroblasts resist ceramide-induced apoptosis by overexpression of insulin-like growth factor I receptor. Journal of Investigative Dermatology 115:1065–1071
Kalvakolanu DV, Bradon EC 1996 An overview of the interferon system: Signal transduction & mechanisms of action. Cancer Investigation 14:25
Kim IJ, Phan TT, Song C, Wan WT, Longaker AK 2001 Investigation of the influence of keloid-derived keratinocytes on fibroblast growth and proliferation in vitro. Plastic and Reconstructive Surgery 107:797–808
Kirsner CW 1992 The microvessels in hypertrophic scars, keloidal scars and related lesions: A review. Journal of Submicroscopic Cytology and Pathology 24:281–296
Kurwa AR 1979 Rubenstein – Taybi syndrome and spontaneous keloids. Clinical and Experimental Dermatology 4:251
Ladin DA, Hou Z, Patel D, et al 1998 p53 and apoptosis alterations in keloids and keloid fibroblasts. Wound Repair and Regeneration 6:28–37
Lawrentaci G, Diguardi D 1977 HLA antigen in keloids and hypertrophic scars. Archives of Dermatology 113:1726
Lee JY, Yang CC, Chao SC, Wong TW 2004 Histopathology diagnosis of keloid and hypertrophic scars. American Journal of Dermatopathology 26:379
Lever W 1983 Tumors of fibrous tissue. In: Lever WF (ed) Histopathology of the Skin. 6th edn. Lippincott, Philadelphia, pp 604–606
Linares HA, Larson DL 1978 Proteoglycans and collagenases in hypertrophic scar formation. Plastic and Reconstructive Surgery 62:589–593
Longaker M, Burd DAR, Yen TSB, et al 1991 Midgestation fetal lamb excisional wound contact in utero. Journal of Pediatric Surgery 26:942–948
Longaker MT, Whitby DJ, Crombleholme TM, et al 1989 Studies in fetal wound healing III. Early deposition of adhesion molecules distinguishes fetal from adult wounds. Journal of Pediatric Surgery 24:789–804
Longaker M, Whitby D, Jennings R, et al 1990 Adult skin in the fetal environment heals with scar formation. Surgical Forum 41:639–641
McCauley RL, Chopra V, Li YY, Herndon DN, Robson MC 1992 Altered cytokine production in black patients with keloids. Journal of Clinical Immunolog 12:300–308
Mehendale F, Martin P 2001 The cellular and molecular events of wound healing. In: Falanga V (ed.) Cutaneous Wound Healing. Martin Dunitz, London, pp 15–36
Messadi DV, Le A, Berg S, et al 1999 Expression of apoptosis-associated genes by human dermal scar fibroblasts. Wound Repair and Regeneration 7:511–517
Murray JC, Pollack SV, Pinnell SR 1981 Keloids: A review. Journal of the American Academy of Dermatology 4:461–470
Nelson N 1976 Respiration and circulation before birth. In: Smith CA, N. Nelson (eds) The Physiology of the Newborn Infant. 4th edn. Charles Thomas, Springfield, IL, pp 15–17
Peacock EE, Madden JW, Trier WC 1970 Biologic basis for the treatment of keloids and hypertrophic scars. South African Medical Journal 1970;63;755–760
Peled ZM, Phelps ED, Updike DL, et al 2002 Matrix metalloproteinases and the ontogeny of scarless repair: the other side of the wound healing balance. Plastic and Reconstructive Surgery 110:801–811
Phillips T 1999 Aging and wound healing. Wounds 11(Suppl):2D–6D
Romer J, Lund LR, Eriksen J, et al 1991 Differential expression of urokinase-type plasminogen activator and its type-1 inhibitor during healing of mouse skin wound. Investigative Dermatology 1991;97:803–811
Romer J, Lund LR, Eriksen J, et al 1994 The receptor for urokinase plasminogen activator is expressed by keratinocytes at the leading edge during reepithelialization of mouse skin wound. Journal of Investigative Dermatology 102:519–522
Saed G, Ladin D, Olson J, Han X, Fivenson D 1997 p53 and apoptosis in the pathogenesis of keloids [abstract]. Journal of Investigative Dermatology 108:A580
Saed GM, Ladin D, Olson J, Han X, Hou Z, Fivenson D 1998 Analysis of p53 gene mutations in keloids using polymerase chain reaction-based single-strand conformational polymorphism and DNA sequencing. Archives of Dermatology 134:963–967
Sayah DN, Soo C, Shaw WW, et al 1999 Downregulation of apoptosis-related genes in keloid tissues. Surgical Research 87:209–216
Shah M, Foreman DM, Ferguson MW 1994 Neutralizing antibody to TGFBeta 1, 2 reduces scarring in adult rodents. Journal of Cell Science 107:1137–1157
Simpson D, Ross R 1972 The neutrophilic leukocytes in wound repair; a study with anti-neutrophilic serum. Journal of Clinical Investigation 51:2009–2023
Singer AJ, Clarke RAF 1999 Cutaneous wound healing. New England Journal of Medicine

341:738–746
Thomas B, Krummel T, Melang M, et al 1988 Collagen synthesis and type expression by fetal fibroblast in vitro. Surgical Forum 39:642–643
Thompson CB 1995 Apoptosis in the pathogenesis and treatment of disease. Science 267:1456–1462
Urioste SS, Arndt KA, Dover JS 1999 Keloids and hypertrophic scars: review and treatment strategies. Seminars in Cutaneous Medicine and Surgery 18:159–171
White C, Barnhill R 2004 Collagen and elastin. In: White C, Barnhill R (eds) Text book of Dermatopathology. 2nd edn. McGraw Hill, New York, pp 405–426
W-Lloyd H, Berman B, Vincek V, Nassiri M 2003 A comparison of expression of apoptotic markers in keloids and control skin. Presented at the Residents and Fellows symposium, American Academy Dermatology, 2003
Yang GP, Lim IJ, Phan TT, Lorenz HP, Longaker AK 2003 From scarless fetal wounds to keloids: Molecular studies in wound healing. Wound Repair and Regeneration 11:411–418

2 흉터의 의학적 치료

Medical Treatment of Scarring

Brian Berman, Deborah Zell

서론

흉터는 손상의 치유 과정에서 나타나는 가시적이고 기전적인 과정이다. 과도한 흉터는 비정상적 상처치유 과정에서 생길 수 있고, 켈로이드성이나 비대 흉터에서 고밀도의 섬유조직을 가질 수 있다. 비대 흉터는 보통 붉은 색을 띠고 융기되어 있으며, 원 손상 부위에 국한되어 존재한다. 켈로이드는 원 손상 부위의 범위를 넘어서 확장되며, 때때로 발생하는데 상처를 입은 후 몇 년이 걸리기도 한다.

조직학적으로 볼 때, 켈로이드나 비대 흉터 모두 고밀도의 섬유아세포와 콜라겐 섬유다발이 있고, 혈관성이 높으며(rich vascularity), 두꺼운 표피 세포층을 형성하고 있다. 그러나 비대 흉터는 켈로이드보다 일반적으로 더 평탄하고 가지런한 콜라겐 섬유다발을 가지고 있다. 이에 비해 켈로이드는 특징적인 뒤틀린(disarrayed) 콜라겐 층을 갖고 있다.

흉터는 단독으로 또는 다발성으로, 국소적으로 또는 광범위하게 융기되거나, 함몰되며, 또한 과다색소성이나 과소색소성을 띠거나, 또는 수축되어 만들어질 수 있다. 각각의 흉터에 대해 필요한 치료법을 평가하기 위해서는 유발원인, 해부학적 위치, 피부긴장풀림선(RSTL; relaxed skin tension lines), 그리고 흉터의 종류[비대, 켈로이드성, 위축성(그림 2.1)]를 생각해

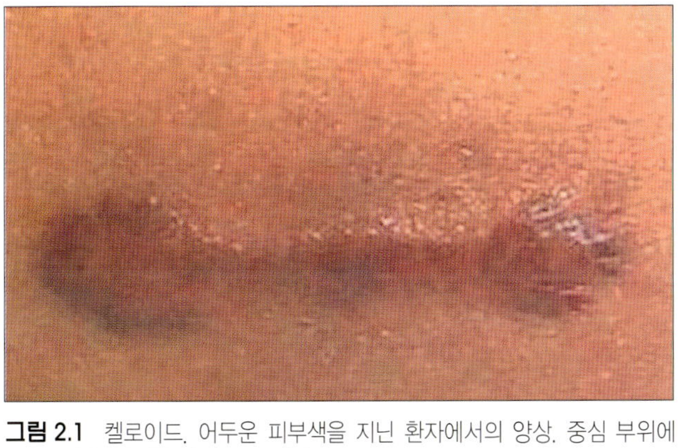

그림 2.1 켈로이드. 어두운 피부색을 지닌 환자에서의 양상. 중심 부위에 밀페요법을 실시한 후의 모습이다.

보아야 한다. 그래서 각각의 흉터와 이에 대한 치료는 개인적으로 고려하여 실시한다.

흉터의 종류와 위치, 증상 그리고 치료에 대한 환자의 의지 모두 흉터 교정에서 고려해야 할 사항이다. 대부분의 흉터와 비대 흉터는 주로 미용상의 문제가 된다. 하지만 켈로이드는 이외에도 소양감과 통증, 압통을 일으킨다. 흉터는 그 형태의 손상 외에 신체 기능상의 장애도 유발한다(관절부 흉터의 수축 등). 흉터에 따른 정신적 외상은 환자에게 있어 참기 힘든 문제이다. 전문 상담이나 정신과적 자문이 필요할 수 있으며, 치료를 시작하기 전에 환자에게 의사의 흉터 교정 계획에 대해 논리적으로 판단할 시간을 주는 것도 좋다.

환자들에게 의학적으로 흉터를 완전히 제거하는 것은 불가능하다는 사실을 주지시키는 것이 아주 중요하다. 흉터의 개선이 이루어질 수는 있지만 원래보다 좀 더 축소되거나 탈색되며 눈에 덜 띄는 정도일 뿐이다. 미용적으로 적절한 흉터는 작고 편평하며, 얼굴의 말단부나 구조물의 이행부위, 중간선 등의 눈에 잘 띄지 않는 곳에 자리잡고 있어야 한다. 한편 이런 조건을 가지지 못한 나쁜 흉터는 융기되거나 색소가 침착되고, 해부학적이나 미용적으로 바람직하지 못한 위치(두 구조물에 걸쳐 있는 등)에 자리잡은 흉터들이다.

흉터의 위치와 방향은 미용적으로 적절한 흉터를 위해 중요한 요소이다(표 2.1). 그리고 RSTL을 이용해 흉터를 좀 더 눈에 띄지 않게 만드는 데

미용상 적절한 흉터와 부적절한 흉터

범주	적절한 흉터	부적절한 흉터
위치	두 미용적 말단부 사이 또는 직접인 중간선	두 미용적 말단부에 걸쳐 있음
배열	RSTLs에 평행	RSTLs에 수직
깊이	얕음	깊음
색깔	피부 착색	과다색소침착 또는 과소색소침착
융기	편평함	융기 또는 함몰
병리학 치유프로세스	없음	비대흉터 또는 켈로이드
해부학적 구역	움직임이 없는 편평한 구역(아래팔, 허벅지)	움직임이 있는 곡선 부위(팔꿈치, 무릎)
trauma 각도	성긴 모발 부위는 수직 절개, 모발 부위는 각 절개(angular incision)	성긴 모발 부위는 각 절개, 모발 부위는 수직 절개

**각 절개는 수직 상처보다 많은 상처를 유발한다. 예외적인 경우는 눈에 적게 띄는 모발 부위에서의 각 절개가 있는데, 그것은 흉터 구역의 모발 손실이 적기 때문이다.*

표 2.1 미용상 적절한 흉터와 부적절한 흉터

도움을 줄 수 있다. RSTL은 피부의 특정 방향성과 탄력성을 결정하는 요소이다. RSTL의 형성은 피부 이하의 연조직과 경골 및 연골구조에 의해 영향을 받는다. 최대로 신전될 수 있는 피부의 방향은 대개 RSTL에 수직인 방향이며 이것은 흉터가 최대 신전 피부 방향(maximum extensibility line)에 수직으로 있으면 곧 RSTL에 평행하게 위치한다는 뜻이 된다. 이러한 경우, 흉터는 좀 더 눈에 덜 띄게 되고 미용상 적절한 흉터가 될 가능성이 높다.

치료를 시작하기 전에 환자의 회복능력을 알아보는 것은 흉터의 치료법을 선택하는 데 중요한 요소가 된다. 켈로이드 유발성 유전자를 지닌 경우나 Fitzpatrick 피부 타입 Ⅲ이나 그 이상 등급의 피부를 가진 사람의 경우 치료법이 적절하지 않으면 그 예후가 나쁠 수 있다(그림 2.2).

이소트레티노인(isotretinoin)이나 스테로이드를 과거 6개월 사이에 사용한 경우, 상처의 회복이 느릴 수 있다. 그리고 에스트로겐이나 경구 피임제를 복용한 경우 광과민성이 증대되어 염증 후 얼룩진 피부 양상이 될 수 있고, 화학 박피술 시행이 금기시 된다. 또한 치료 후 지시사항(태양광선 노출 피하기, 상처 관리, 상처 경계부의 과도한 손상 방지 등)에 잘 따라주지 않는 환자의 경우에도 예후가 좋지 않다.

환자의 건강 상태도 흉터 치료에 중요한 고려 사항이다. 환자의 의료기록을 확보하고, 영양상태, 인종 등의 정보를 알아야 한다. 당뇨병 환자의 경우 미세혈관 신생이 어렵기 때문에 외과적 시술에 대해 반응이 좋지 않다. 단백질 결핍이나 비타민 결핍의 경우에도 상처회복이 잘 되지 않기 때문에 영양 상태를 체크하는 것도 중요하다(Box 2.1).

흉터는 시간이 지남에 따라 그 양상이 변화하기 때문에 치료시기도 중

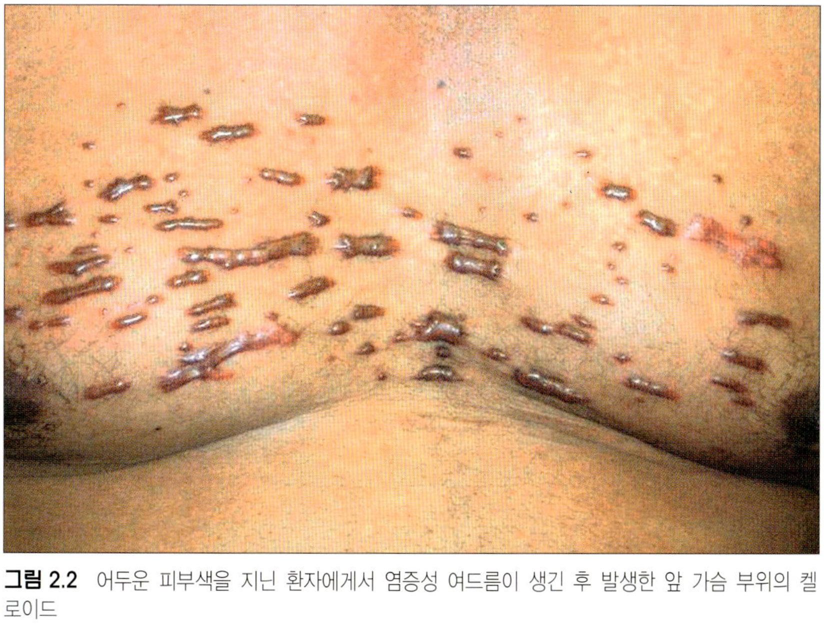

그림 2.2 어두운 피부색을 지닌 환자에게서 염증성 여드름이 생긴 후 발생한 앞 가슴 부위의 켈로이드

흉터 치료 대상의 선정에 있어 상대적인 금기 요소들

아래 환자들이 해당한다.

- 일광 노출이 많음에도 불구하고 일광차단제를 사용하지 않거나 일광노출을 억제하지 않은 경우
- 응고 장애가 있는 경우
- 약물 알러지가 있는 경우
- 과거 6개월 내 이소트레티노인 또는 스테로이드 적용 경우
- 영양 결핍의 경우
- 억제되지 않은 당뇨병을 가진 경우
- 적절하게 상처 치료를 할 수 없는 경우
- 흉터에 대한 심리적인 압박을 가지고 있는 경우
- 시술에 대한 비현실적인 기대를 가지고 있는 경우
- 폐경 후 에스트로겐이나 경구 피임약을 복용한 경우
- 켈로이드 유발성 유전자를 가진 경우
- Fitzpatrick의 피부 타입 III이나 그 이상의 경우
- 색소 침착 장애가 있는 경우
- Koebner 피부 상태를 가진 경우
- 시술 부작용을 의식하지 않은 경우
- 헤르페스 병력을 가진 경우와 항바이러스 약품 복용을 원하지 않은 경우

Box 2.1 흉터 치료 대상의 선정에 있어 상대적인 금기 요소들

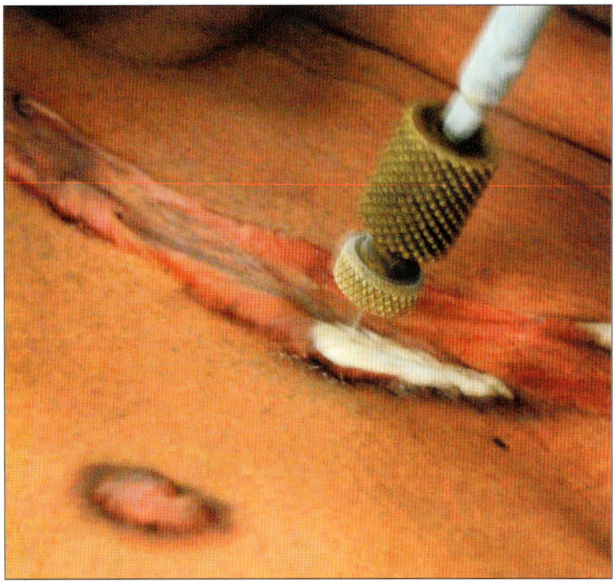

그림 2.3 병변 내 코르티코스테로이드 주입 치료를 하기 전에 켈로이드 주변 부위에 액화 질소를 도포하고 있는 모습

요하다. 흉터 형성 초기에는 흉터의 신장 강도가 약하지만 진행될수록 강도가 높아진다. 예를 들어, 손상 후 12~18개월이 지나면 흉터는 원래 피부의 70~80%에 이르는 신장 강도를 갖는다. 그러므로 비침습적인 치료인 밀폐요법(occlusion therapy)이나 병소내 스테로이드 주입과 같은 방법은 흉터 형성 후 몇 주 이내에 실시해야 효과가 좋다. 그러나 냉동요법이나 외과적 수술과 같은 침습적 방법은 흉터가 형성되고 최소 6개월이 지난 다음에 실시해야 좋다(그림 2.3).

치료

예방

켈로이드와 비대 흉터를 치료하기에 앞서 가장 중요한 것은 예방이다. 예방은 환자, 의사 양쪽에서 모두 이루어져야 한다. 위험성이 있는 환자는 일단 불필요한 미용적 방법을 중단하는 것이 최우선의 예방법이다. 비정상적 흉터를 형성하기 쉬운 환자는 외과적 치료를 받기 전에 미리 의사에게 이러한 사항을 통보함으로써 의사가 예방적인 조치를 취하여 비정상적 흉터의 생성 가능성을 낮출 수 있다. 또한 의사는 외상 부위에 미리 항생제 또는 항염증제를 사용하여 비정상적 흉터 생성을 줄일 수 있다(표 2.2). 그리고 외과적이거나 비외과적 외상 부위의 장력과 염증을 최대한 줄이고, 흉부 중앙부와 관절 부위의 절개를 피하며, 되도록이면 절개부가 피부선(skin crease)과 RSTL을 따라 이어지도록 하는 것이 예방에 좋다.

비정상적 흉터 형성을 방지하기 위한 기본적인 가이드라인	
위험성 있는 환자를 위한 기본 지침	**의사를 위한 기본 지침**
비본질적인 수술과 외상은 피하라(예; 귀 피어싱, 미용수술)	모든 외과적, 비외과적 부위에 장력과 염증을 최소화하라
시술 전에 의사에게 비정상적인 흉터를 알려라	흉부 중앙부와 관절 부위의 절개를 피하라
감염과 염증 악화를 피하기 위해 항생제로 상처를 치료하라	모든 상처는 피부선과 RSTL을 따라 이어지도록 하라
의사에게 외상 부위에 사용되는 처방전 없는 치료나 처방에 대해 얘기해 비정상적인 흉터 생성을 방지하라	비대 흉터와 켈로이드 형성을 방지하기 위해 이 장에서 설명된 치료를 주목하라(실리콘 겔 시트, 비실리콘 밀폐요법, 병변내 코르티코스테로이드)

표 2.2 비정상적 흉터 형성을 방지하기 위한 기본적인 가이드라인

위장(camouflage)과 색소 치료

흉터를 치료하는데 비침습적인 방법을 원하는 환자에게는 과다색소침착 피부에 대한 색소침착 연화제(pigement lightener), 과소색소침착 피부에 대한 의학적 문신(medical tattooing) 등의 위장과 색소 변화 시술을 적용할 수 있다. 불투명한 화장 등의 방법을 통해 홍반과 색소 이상, 흉터를 숨길 수 있다. 위장 크림(camouflage cream)은 일반적인 파운데이션이나 파우더보다 더 불투명하고 짙다. 화장 전문가 중 일부는 이런 흉터를 숨기는 것을 전문으로 하고 있다. 제 8장에서는 이러한 분야를 중점적으로 다루겠다.

밀폐요법 (Occlusion Therapy)

밀폐요법(그림 2.4, Box 2.2)의 종류에는 실리콘 겔 및 시트, 비실리콘

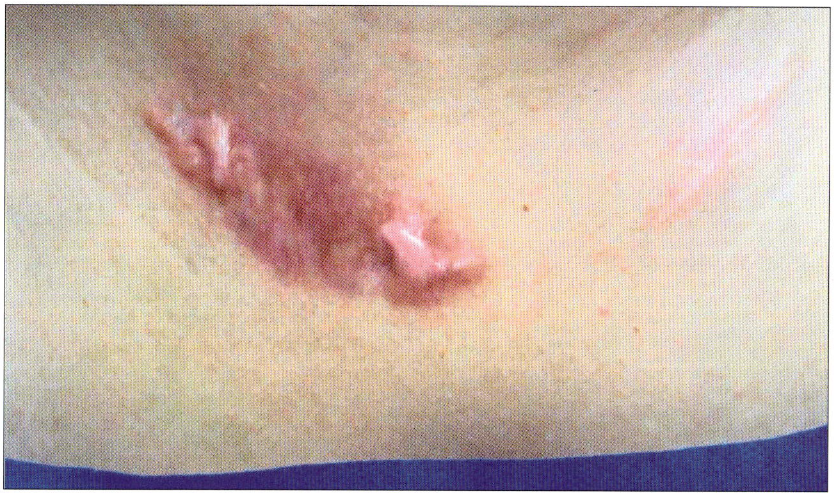

그림 2.4 옅은 피부색을 지닌 환자에서의 앞가슴 부위의 켈로이드. 중심부에 밀폐요법을 실시한 사진

밀폐요법의 치료 알고리즘	
실리콘 밀폐 시트	실리콘 겔 시트와 실리콘 밀폐 시트 사용에서 대부분의 제조사들은 12시간에서 3개월 동안 사용할 수 있는 시트를 추천한다. 3개월 넘게 사용할 경우 그 효과가 유지되어야 한다. 대부분의 연구에서 하루 24시간 12개월의 장기 치료에서 좋은 효과가 나타났음을 보여주었다.
비실리콘 밀폐시트	많은 연구에서 비실리콘 밀폐요법이 최소 2개월 동안 1일 20~22시간의 치료에서 효과가 있었다.
Cordan tape	Cordan tape(fluran-drenolide 혼합)이 부작용이 최소화한 상태에서 하루 12시간을 사용한다. 그러나 시간량을 조절하여 1일 24시간까지 사용할 수 있다.
Scarguard	Scarguard는 2~4개월 동안 하루 두 번 사용한다.

Box 2.2 밀폐요법의 치료 알고리즘

계 밀폐 시트, Cordan tape, Scarguard 등이 있다. 이 요법의 메커니즘은 현재 잘 알려지지 않았지만, 실리콘 치료는 흉터의 외양과 색깔, 질감을 개선시키는 것으로 보인다. 지금은 실리콘 겔 아래에 형성되는 정전기가 항켈로이드 효과를 유발한다는 주장이 제기되고 있다. 그러나 매우 습윤한 환경에서는 이런 요법이 정전기를 형성하기가 어렵다. 또한 비실리콘계 재료를 이용한 밀폐요법과 수분 공급도 항켈로이드 효과를 보이는 것으로 나타났다. 밀폐요법은 염증유발성 섬유화유발성 시토카인의 농도를 줄여 준다(IL-1). 1도 정도라도 체온 변화가 있으면 콜라겐 분해효소 동역학(Collagenase kinetics)에 큰 영향을 미친다. 결국 차단과 수분 공급 두 가지 모두 흉터 재형성의 양상을 변화시키는 것이다.

1980년대부터 실리콘 드레싱은 널리 사용되어 오고 있다. 최소 8개의 임의의 대조군 연구와 27가지 사례에 대한 메타 연구를 시행한 결과, 실리콘 겔 시트가 효과적이고 안전한 것으로 밝혀졌다. 압박 실리콘 겔을 12개월 동안 하루에 24시간씩 착용시킨 결과, 켈로이드와 비대 흉터를 치료하는데 37.5%에서 중등도의 개선, 34%에서는 훌륭한 개선, 28%에서는 약간 나타나거나 없었다.

비실리콘계 밀폐 시트의 연구 결과는 다양하게 나타났다. 비실리콘계 밀폐 시트나 폴리우레탄 드레싱을 1일 20~22시간씩 최소 8주 동안 사용한 결과 켈로이드의 연화와 어느 정도의 상태 개선이 나타났다. 반투과성, 반밀폐성의 비실리콘계 드레싱을 10명의 환자에게 8주 동안 시행해 보니 다음과 같은 결과가 나타났다. 켈로이드 둔마(60%), 통증 감소(71%), 압통(78%), 소양감(80%), 홍반(87.5%), 그리고 90%의 환자가 만족을 표시하였다. 밀폐요법에 압박을 추가할 경우 그 성공률은 3~4배까지 증가한다.

Cordan tape는 30여년 동안 비대 흉터와 켈로이드를 치료하기 위해 사용되고 있다. Cordan tape는 4 ㎍의 steroid flurandrenolide가 균일하게 도포된 외과적 테이프이다. 이것은 켈로이드 연화 및 둔마를 일으킨다. 이 테이프의 항염증 효과는 비정상적인 흉터의 형성을 줄이므로 성공적인 치료법이 된다.

Scarguard는 새로운 OTC 약품으로서 실리콘과 하이드로코티존, 비타민 E가 포함되어 있다. 시험관 연구에서 Scarguard는 불활성 콜라겐 분해효소 전구체 분비를 촉진하여 새로운 흉터의 발생을 억제하고 이미 존재하는 흉터도 줄여 주는 작용을 하는 것으로 보인다. 12명의 환자에 대한 시험적 연구에서 점을 제거해 낸 후 하루에 두 번씩 Scarguard를 사용하게 하고 또 다른 점은 제거한 후 아무런 조치를 취하지 않도록 하였다. 두 달 후, 12명 중 9명의 환자가 Scarguard를 사용한 부위의 흉터가 그렇지 않았던 부위보다 적열상태(redness)가 적고, 눈에 잘 띄지 않았다고 보고하였다.

환자

밀폐요법은 침습적이고 통증을 야기하는 치료방법을 원하지 않는 환자에게 적합하다(Box 2.3, 그림 2.5). 또한 이 치료법은 치료 자체를 자신이 통제하고 책임지길 원하는 환자에게도 적합하다. 흉터를 눈에 띄지 않게 하는 면에서는(Coverage concern) 유경성 켈로이드보다 비유경성 켈로이드가 더 효과가 좋은 것으로 나타났다.

이 치료법의 시행은 간단하고 환자에게 거부감이 적다. 시트 뒷면을 제거하고 환부에 붙이면 된다. 몇몇 종류의 시트는 자체적으로 접착성이 있어서 환부에 맞게 잘라서 붙일 수 있다.

문제 해결

Cordan tape는 드물게 HPA axis를 억제해서 쿠싱 증후군(Cushing' s syndrome)이나 고혈당증, 당뇨를 유발할 수 있다. 요중 코티졸 농도 측정, ACTH 자극 시험 등을 통해서 HPA axis가 억제되었는지를 확인해 볼 수 있다. 만약 억제되었다면 약제 사용을 중단하거나, 줄이거나, 대체약품을 사용하는 등의 조치를 취해야 한다. 또한 소아의 경우에는 성인보다 스테로이드를 더욱 잘 흡수하기 때문에 그 부작용과 독성에 더 큰 영향을 받을 수 있다. Cordan tape는 임신 카테고리 C 제제이다.

부작용 및 합병증과 대안적 접근법

밀폐요법은 무통성이지만, 치료 기간이 길기 때문에 이 방법에 순응하지 못하면 환자에게 문제가 된다. 밀폐요법의 효과는 (1) 사용하기 쉽고 무통

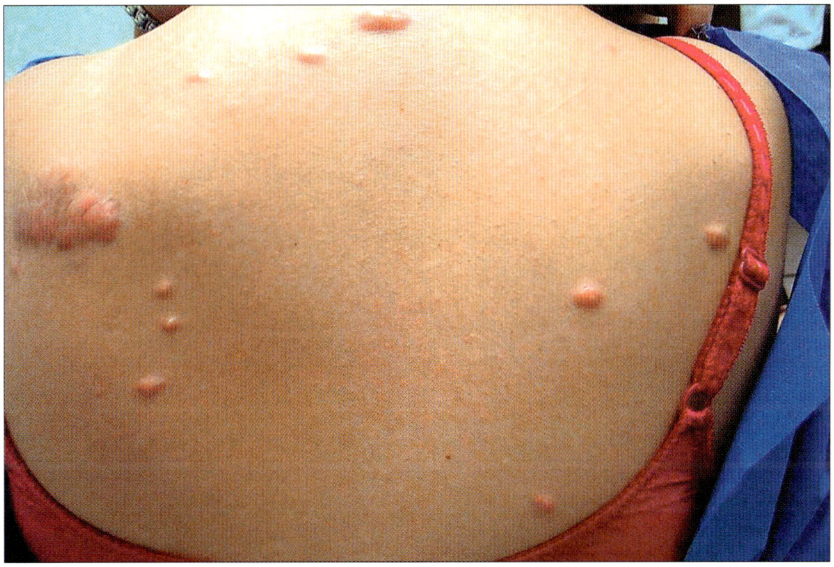

그림 2.5 염증성 여드름에 의해 발생한 켈로이드. 이 젊은 여성 환자는 밀폐요법에 좋은 반응을 보일 수 있다.

밀폐요법의 적응증

밀폐요법은 아래 환자에게 사용한다.

- 침습적인 치료를 원하지 않은 경우
- 자신의 치료를 조절하기 원하는 경우
- 켈로이드나 비대 흉터를 가질 위험이 있는 경우
- 통증 없는 시술을 선호하는 경우 (예: 어린이)
- 비뇌각(nonpedunculated)된 켈로이드를 가진 경우

장비: (필요 시 절제를 위해) 밀폐 기구와 가위

Box 2.3 밀폐요법의 적응증

성이다. (2) 환부에만 사용하면 된다. (3) Cordan tape 사용 시 스테로이드를 환부에 좀 더 효과적으로 침투시킬 수 있다. 밀폐요법의 단점은 (1) 장기간의 치료가 필요하다. (2) 환자는 환부를 깨끗이 관리해야 하며 발적이나 감염, 가려움이 나타나면 바로 의사에게 알려야 한다. (3) 환자가 치료법에 반드시 순응하여야 한다. (4) 치료 결과가 늦게 나타난다. Cordan tape는 국소 스테로이드성 제제이기 때문에 부작용이 나타날 수 있다. 환자는 작열감, 가려움, 감염, 피부 얇아짐, 수포, 붉은 반점, 건조한 피부, 피부 위축, 모발의 비정상적 성장, 피부 밀폐에 의한 모낭염 등을 호소할 수 있다. 밀폐요법은 켈로이드의 중앙부에 사용한다(그림 2.4).

압박요법

압박요법은 1970년대부터 널리 이용되어 온 좋은 치료법이다. 압박 치료에는 button compression, pressure earrings, ace bandages, elastic adhesive bandages, compression wraps, lycra bandages, support bandage 등이 있다. 압박 드레싱은 켈로이드에 직접 시행하거나 켈로이드 절제술 등의 실시 후 함께 시행할 수도 있다. 권장되는 압박 정도는 24~30 mmHg 정도로 고유 모세혈관의 압력을 초과하는 정도여야 하며, 치료 기간은 6~12개월 정도가 좋다. 압력은 혈압계나 durometer를 이용하여 측정하지만, 많은 제품들이 이미 특정 치료적 압력 요구치에 도달하도록 제작되어 있기 때문에 특별히 측정하지 않고 바로 사용해도 좋다. 이 제품들은 환자가 편안함을 느끼도록 조정되어 있는 경우가 많다.

기전의 측면에서 압박요법은 조직의 저산소증을 유발하여 섬유아세포의 감소를 유발한다. 또한 압력이 콜라겐 분해효소를 억제하는 알파-매크로글로불린(alpha-macroglobulins)의 농도를 감소시키는 것으로 나타났다. 또 다른 기전으로는 흉터로 수분 공급이 감소되어 비만세포의 안정화가 유도되면서 신생 혈관과 세포외기질의 생성을 줄이는 기전을 생각할 수 있다.

어떤 기구를 사용하느냐에 따라 효과가 달라진다. 전체적으로 압박요법의 성공률은 60~85% 정도로 보고되어 있다. Pressure earring과 button compression은 60%의 환자에게서 75~100%의 개선율을 보였다. 켈로이드 절제 후 압박요법을 받은 경우는 90~100%의 '좋은' 반응을 나타내었다. 수개월에서 2년 정도에 걸친 압박요법을 비대 흉터에 사용한 결과 15명의 환자에게서 영구적인 개선을 보였다.

환자

압박요법은 켈로이드 절제나 외과적 요법, 켈로이드나 비대 흉터를 억제하기 위한 의도적 화상요법(burns) 등을 실시한 후에 주로 함께 사용된다.

장비

- 압박용 제품
- 필요한 경우, 테이프나 클립
- 필요한 경우, 가위

치료 원리

압박요법은 간단하다. 환부 위에 압박 장치를 위치시킨 후 24~30 mmHg의 압박을 1일 당 18~24시간씩 4~6개월 혹은 6~12개월 동안 실시한다.

문제 해결

비접착성 밴드를 이용하면 환부에 압박 장치가 달라붙어 치유과정을 방해하는 경우를 줄일 수 있다.

부작용 및 합병증과 대안적 접근법

이 치료법에 대한 부작용은 아직 알려진 바가 없다. 그러나 궤양, 여드름, 모낭염, 땀띠, 진무름(maceration), 감염, 주변 피부의 손상 등의 합병증이 나타날 수 있다. 치료 기간이 길기 때문에 이 요법에 대한 환자의 순응도가 문제가 될 수 있다.

코르티코스테로이드 주입

병변 내 코르티코스테로이드 주입 요법은 1960년대 중반부터 켈로이드 치료의 일차적 방법으로 사용되고 있다. 가장 널리 사용되는 방법은 Triamcinolone acetonide 10~40 mg/ml를 4~6주 간격으로 주입하는 것이다. 이 방법의 메커니즘은 병변 내 코르티코스테로이드가 염증 매개체의 감소와 섬유아세포의 증식을 억제시키고 저산소증을 유발하여 콜라겐과 글루코사미노글리칸의 합성을 억제하는 것이다. 병변 내 betamethasone sodium phosphate, betamethasone sodium phosphate/ betamethasone acetate, triamcinolone diacetate, triamcinolone hexacetonide의 주입 또한 비공식적으로 켈로이드 치료에 이용된다. 그러나 triamcinolone acetonide가 우선적인 치료제이다.

효과의 정도는 다양하여 반응성은 50~100%, 재발률은 9~50%에 이른다. 외과적 요법과 함께 이용한 경우에는 재발률이 0~100%로 평균 50% 정도이다. 단독 요법으로는 병변 내 코르티코스테로이드 주입이 제한된 기간 동안 비대 흉터를 둔마시키는데 가장 효과적인 방법으로 생각된다. 그리고 켈로이드 내에 코르티코스테로이드를 주입하면 흉터 둔마를 유도하기는 하나, 주된 작용은 증상 완화와 환부 연화이다. Durometer로 켈로이드나 비대 흉터의 연화도나 경도를 측정할 수 있다. 그러나 특정한 신체 타입의 경우에는 사용이 어려울 수도 있다. 또 다른 경도 측정 방법은 기준치가 설정된 경도 디스크를 이용하는 방법이다(그림 2.6).

환자

켈로이드 환자(그림 2.7)와 비대 흉터를 가진 환자는 병변 내 코르티코스테로이드 주입을 이용해 치료할 수 있다. Box 2.4에 이 치료법을 위한 장비를 나열해 놓았다. 비유경성 켈로이드는 유경성 켈로이드보다 치료에 더 잘 반응한다(그림 2.8).

치료 원리

주입 시술은 통증이 있을 수 있기 때문에 에피네프린 + 리도카인 주입이나 리퀴드 니트로겐(liquid nitrogen) 도포가 통증 감소에 도움이 될 수 있다. 켈로이드에는 주입이 어렵고 여러 번 주입을 해야 효과가 나타날 수 있다. 피부 흉터의 밀도가 높아 주입이 어려울 경우에는 냉동요법을 사용하여 피부에 부종을 일으켜 주입을 용이하게 할 수 있다. 병변 내 kenalog(합성 스테로이드)의 주입은 반드시 진피 내 콜라겐 분해효소가 생성되는 곳에 이루어져야 하며 피하조직에 주입되어서는 안 된다. 피하조직에 주입될 경우 피부 위축을 일으킬 수 있다. 시행 절차는 다음과 같다.

1. 알코올 패드로 환부를 소독한다.
2. 마취를 실시한다(선택). 필요할 경우 냉동요법을 10~15초간 실시하여 피부에 부종을 유발시키면, 단단한 켈로이드에 주입을 용이하게 할 수 있다(그림 2.4).
3. 켈로이드 주변에 손가락을 대고 피부를 단단하게 고정시킨다. 다른 손으로는 주사기를 들고 bevel(주사기 끝 경사면)이 위를 향하게 한다. 켈로이드 내에 삽입한 경우에는 약간의 힘이 필요할 수 있다. 주사기를 삽입한 후 천천히 빼내면서 약물을 주입한다. 주사기를 제거하면서 켈로이드 표면에 이르렀을 때 bevel 밖으로 약물이 뿜어져 나오는 것에 주의해야 한다(보호를 위해 보안경을 이용할 수 있다). 비대 흉터와 연화된 켈로이드는 주입이 그다지 어렵지 않다. 켈로이드가 확장되고 색상이 노란색이나 하얀색으로 변화하면 주입이 완료된 것이다. 단단한 켈로이드는 이런 과정이 어려울 수 있다.
4. 첫 번째 주입 후, 주사기가 막혔는지 확인한다.
5. 필요한 경우 켈로이드가 탈색될 때까지 추가적으로 주입을 실시한다.

문제 해결

다음과 같은 중요 사항을 꼭 숙지하고 있어야 한다.

1. 켈로이드에 주입되는 약물의 양은 켈로이드의 크기, 단단한 정도, 위치에 따라 결정된다. 주입시 최고 한계 농도는 40 mg/ml이지만, 농

병변 내 스테로이드 주입을 위해 필요한 장비들

- 주사침 25~27 게이지 주사침
- 병변에 적당한 농도와 양에 따른 코르티코스테로이드(아래 참조)
- 4×4 패드
- 마취(리도카인 또는 냉동요법 선택)
- 알코올 면봉
- 붕대
- 눈가리개(선택)

Box 2.4 병변 내 스테로이드 주입을 위해 필요한 장비들

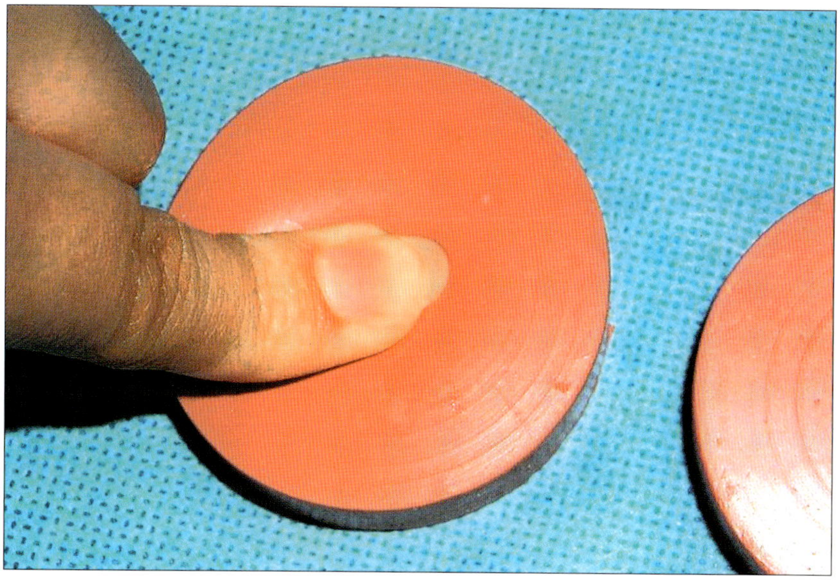

그림 2.6 경화 디스크(induration disk)를 이용해 켈로이드와 비대 흉터 및 다른 종류의 흉터들의 단단한 정도를 측정할 수 있다.

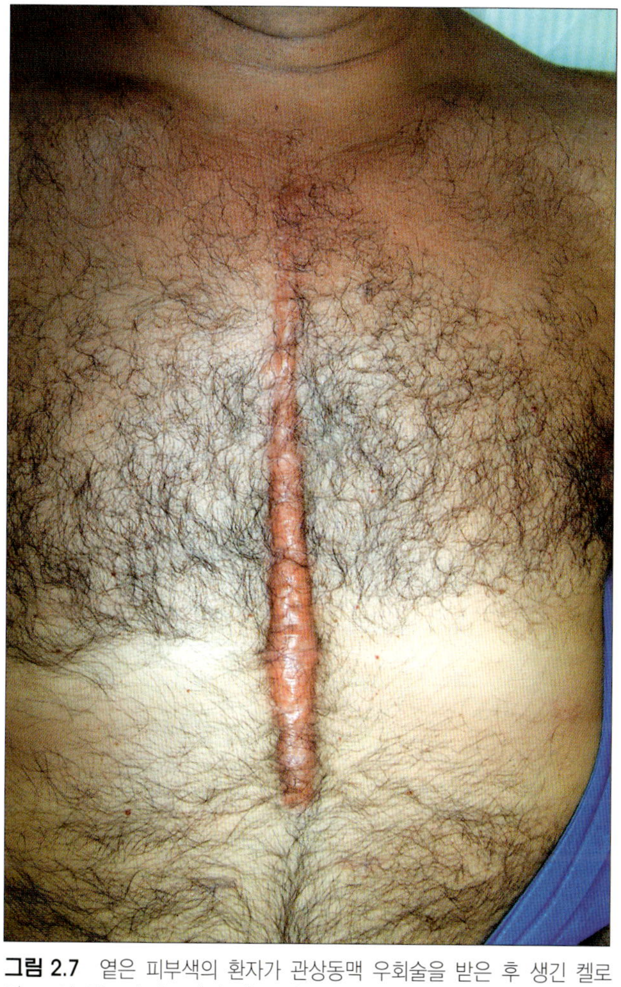

그림 2.7 옅은 피부색의 환자가 관상동맥 우회술을 받은 후 생긴 켈로이드. 이 켈로이드는 병변 내 스테로이드 주입으로 잘 치료될 수 있다. 밀폐요법은 켈로이드 발생 부위에 모발이 많기 때문에 시행하기 어렵다.

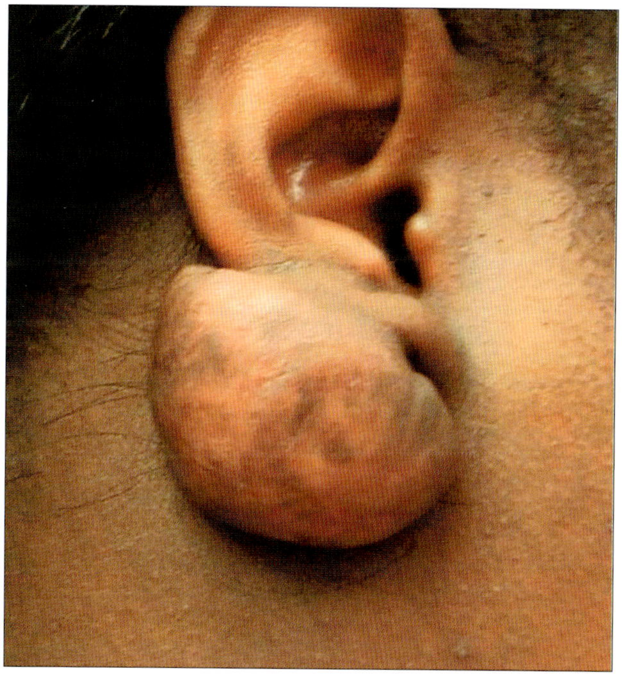

그림 2.8 어두운 피부색을 지닌 여성이 귀뚫기를 한 이후 발생한 유경성 켈로이드

도가 낮은 약물은 위축과 색소침착 저하를 줄일 수 있다.

2. 환자에게 병변 내 주입을 실시하기 전에 환자가 고혈압이나 당뇨가 있는지 확인할 필요가 있으며, 치료 기간 동안에 그 상태가 악화되지 않는지 주의깊게 관찰해야 한다. 불안정형 당뇨병이나 억제되지 않는 고혈압 환자에서는 다른 치료 방법을 생각해 볼 수 있다. 고혈압 환자에서는 병변 내 스테로이드 주입 후, 혈압이 상승되지 않는지 체크해 보아야 한다. 당뇨 환자의 경우에는 주입 후 혈당이 상승하지 않았는지 살펴 보아야 한다.
3. 주입 농도는 각각의 켈로이드에 따라 결정한다. 켈로이드가 매우 단단하고 견고하면, 40 mg/ml 농도의 스테로이드를 사용할 수 있지만, 그보다는 낮은 농도로 먼저 주입하여 켈로이드의 반응을 살핀 다음 농도를 결정하는 것이 더 좋은 방법이다.
4. 병변 내 코르티코스테로이드 주입법이 통증을 야기하지만, 이를 위해 리도카인 마취를 실시할 때에도 같은 통증이 나타날 수 있다. 켈로이드가 커서 수차례의 주입이 필요할 경우에는 국소마취가 권장된다. 또 다른 방법으로는 리도카인과 테트라카인을 함유한 국소 자가발열 패치를 붙이는 것으로, 이것은 전향적인 무작위 이중맹검에서 간단한 피부과적 시술에 있어 통증을 경감시키는 것으로 드러났다(그림 2.9).
5. 4~6주 간격으로 주입을 반복한다. 간격이 짧아지면 이전의 주입 효과 때문에 위축이 발생할 수 있다.
6. 콜라겐 분해효소가 생성되는 진피 내로 주입해야 한다. 피하조직으로 주입되면 피하지방 조직의 위축을 유발할 수 있다.
7. 코르티코스테로이드는 임신 카테고리 C 등급 약물이다(그림 2.10).
8. 소아의 투여량은 정해지지 않았다.

부작용 및 합병증과 대안적 접근법

병변 내 코르티코스테로이드 주입시 부작용에는 피부위축, 과다색소침착, 색소침착저하증, 모세혈관 확장증, 괴사, 궤양, 쿠싱성 증후 등이 있다. 이러한 부작용의 위험성은 스테로이드가 피하나 주변의 피부로 주입되었을 때 더 커진다. 전신적 부작용은 고농도의 코르티코스테로이드를 다량 투입했을 때 발생한다. 이러한 부작용에는 감염, 고혈당증, 부종, 골다공증, 정신이상, 성장지연, 골괴사, 소화성궤양 등이 있다. 스테로이드의 투여를 갑자기 중지하면 부신위기(adrenal crisis)를 일으킬 수 있다.

냉동요법

냉동요법은 1899년 미국의 피부과 의사 White가 처음으로 '액화공기'에 면봉을 이용하여 각종 피부과적 질환에 사용한 것이 시초이다. 20세기

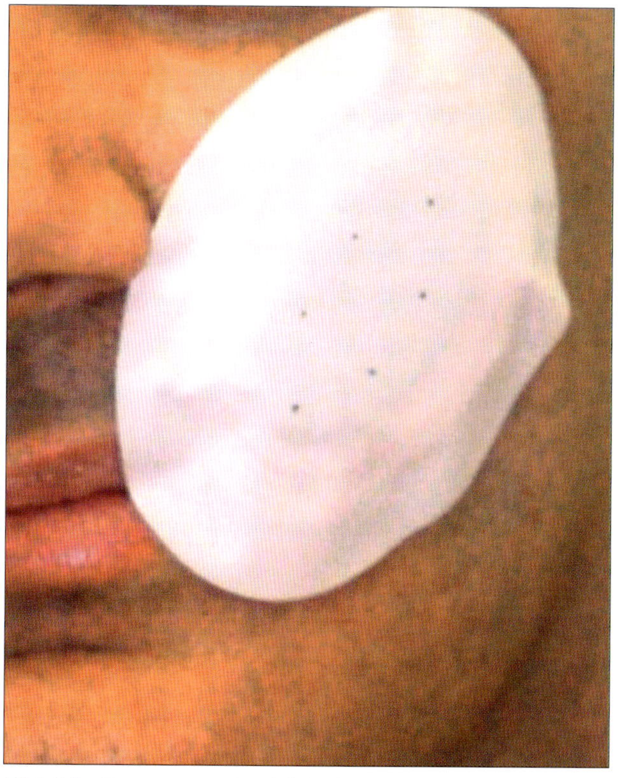

그림 2.9 Zars patch. 리도카인과 테트라카인을 포함하고 있는 국소 자가발열 패치로서, 환자의 뺨 부위에 병변 내 코르티코스테로이드 주입을 실시하기 전에 국소마취제로 이용된다.

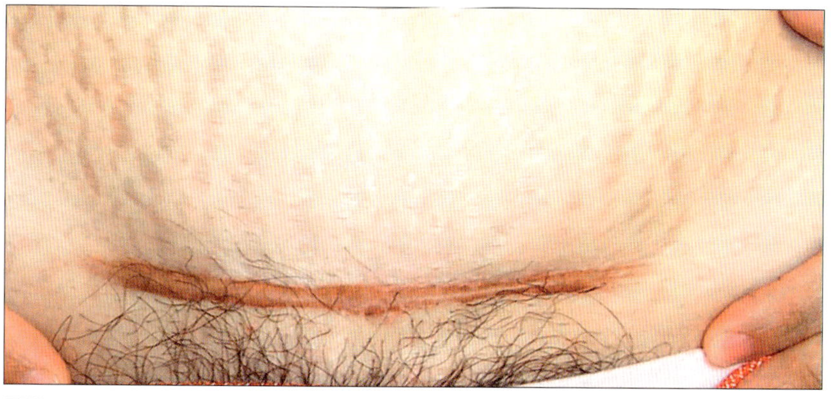

그림 2.10 옅은 피부색의 여성이 제왕절개술을 받은 이후 발생한 두덩위 부위의 켈로이드. 여성이 모유 수유를 마친 후에 병변 내 코르티코스테로이드 주입으로 치료할 수 있다. 복부에 팽창선도 보이고 있다.

에 출현한 액화질소 스프레이는 피부과 전문의의 냉동요법 사용을 편리하고 다양하게 만들어 주었다.

냉동요법은 액화질소로 환부를 처리하여 세포와 미세혈관 손상을 유발한다. 무산소 상태에 의한 조직 괴사와 딱지 형성은 조직의 둔마를 유발한다. 조직은 온도 저하, 재가온(rewarming), 용질 농도, 냉점 온도 이하 노출된 시간 등에 따라 변한다.

냉동요법의 효과는 이 요법이 단독으로 사용되었는지 혹은 다른 치료법과 함께 사용되었는지에 따라 다르다. 단독으로 사용되었을 경우, 51~74%의 환자는 치료를 2회 혹은 그 이상 받은 후 켈로이드의 둔마를 경험하였다. 또한 한번에 8~10회 실시 후 15~20초간 해동을 한 경우(3주 간격으로 실시), 절반 이상의 환자는 켈로이드의 완전한 둔마를 나타냈다. 병변 내 코르티코스테로이드 주입요법과 함께 사용된 경우 그 반응성은 84%로 상승하였다. 초기의 흉터와 비대 흉터는 켈로이드보다 반응성이 더 좋았다.

환자

냉동요법은 모든 환자를 위해 사용되는 방법은 아니다. 국소마취제나 항응고제에 알레르기가 있거나 상처가 쉽게 치유되지 않을 것 같은 경우와 한냉글로불린혈증에는 냉동요법은 좋지 않다. 냉동요법은 무혈요법으로서, HIV나 간염이 있는 환자의 치료 시에 효과적이다.

장비

- 액화질소
- 면봉 혹은 스프레이 장치
- 통증 조절제(선택)
- 붕대(선택)

치료 원리

−195.8℃(−320.4°F)로 유지되고 있는 액화질소를 면봉에 묻혀 사용하거나(특히 작은 유경성 켈로이드에 사용), 핸드헬드 스프레이 장치를 사용한다. 코르티코스테로이드 주입요법과는 달리, 냉동요법은 시술 지속시간에 주로 의존하며, 켈로이드나 비대 흉터의 의학적 상태에는 영향을 잘 받지 않는다. 켈로이드 및 비대 흉터를 동결시키는 데에는 10초에서 2분 정도 소요된다. 마취 조치는 필요하지 않다.

문제 해결

냉동요법 사용 시의 문제 해결을 위해 다음과 같은 사항을 숙지해 두어야 한다.

1. 동결 이후에 따르는 통증은 병변이 손바닥이나 발바닥, 발가락, 두피, 관자놀이 쪽에 있을 때 잘 나타난다. 만약 통증 제제가 필요한 경우에는 아세트아미노펜을 사용하며 다른 약제는 거의 사용하지 않는다.
2. 출혈은 드물지만 환자가 항응고제 복용 시 발생할 수 있다
3. 냉동요법 시행 중에는 실신이 드물게 일어난다. 이런 실신은 손가락의 사마귀를 동결시킬 때 나타난다. 환자를 엎드리게 해서 치료하는

것을 권장한다.

4. 냉동요법 후, 켈로이드가 표면적으로 수포를 일으키거나 가피가 형성되는 경우가 많다. 이것은 정상적이며 대개 문제가 되지 않는다. 그러나 이런 부위가 홍반을 보이고, 열감이 있으며 압통이 있거나, 부종이 있으면 냉동요법에 의해 생긴 상처로 감염되었을 가능성이 있다. 이런 경우에는 환자가 반드시 의사에게 알리도록 교육하여야 한다.
5. 액화질소 보관에 개방 콘테이너를 이용할 경우, 콘테이너를 환자 가까운 곳의 테이블 쪽에 놓고 직접 닿지 않게 하고, 보조원이나 의사에게도 닿지 않게 해서 액화질소가 엎어져 새는 일이 없도록 한다.

부작용 및 합병증과 대안적 접근법

냉동요법에 따르는 부작용은 통증(시술 도중에도 발생한다), 과다색소침착, 중도의 피부위축, 부종, 수포, 대수포, 삼출물, 가피형성 등이 있다. 켈로이드 냉동치료의 공통적인 부작용으로는 동결 시간의 연장으로 인해 멜라닌세포가 파괴되어 발생하는 색소침착저하증이다. 냉동요법의 장점은 감염 가능성이 낮고 이에 의한 상처가 흉터 형성으로 이어지지 않거나 적은 정도에서 회복될 수 있도록 한다는 점이다. 감염률이 낮은 이유는 피부 균무리의 파괴, 기저막의 유지, 양성이나 전악성 병변에 의해 발생하는 신속한 재상피화 때문이다.

연조직 필러(충전물)의 치료

연조직 필러는 흉터 부위를 확대(augment)시키며, 대개 사용하기 쉽고, 환자의 불편감을 최소화시켜 준다. 연조직 필러는 함몰되거나 움푹한 위축성 흉터에 사용하며, 아직은 이상적인 필러를 찾아 나가고 있는 단계에 있어 많은 종류의 필러가 존재하며 그에 따라 부작용도 다양하다.

연조직 필러의 두 가지 주된 종류로는 생물 재료 삽입물과 무생물 재료 삽입물이 있다. 생물 재료 삽입물은 다음과 같은 종류가 있다. 보바인 콜라겐(bovine collagen), allogenic collagen, 자가섬유아세포(autologous fibroblast), 자가지방주입(autologous fat injection) 등이다. 일반적으로 이 재료들은 FDA의 인증을 받았다는 장점이 있지만, 영구적이지 못하고 과민성이 증대되는 단점이 있다. 무생물 재료 삽입물로는 실리콘, micronized alloderm, polymethylmethacrylate, polytetrafluoroethylene 등이 있다. 이것들은 영구적인 장점이 있지만 FDA 인증을 받지 못하였거나 보류된 상태이며 부작용이 많다는 단점이 있다.

연조직 필러는 주름, 흉터, 위축성 부위, 입술의 확대 등의 용도에 다양하게 쓰이지만 모든 필러가 흉터 치료에 사용되는 것은 아니다. 많은 연조직 필러가 존재하고, 한달이 멀다하고 새로운 필러가 계속해서 등장하며

흉터 치료를 위해 사용되는 연조직 필러의 종류			
콜라겐	**FDA 승인**	**상표 이름**	**그 밖의 사항**
Biologic implants 보바인 콜라겐(Bovine Collagen)	승인	Zyderm/Zyplast	Bovine(숫소, 암소) Collagen, 보바인 콜라겐 파생물, porcine collagen, 히알루론산 파생물
자가 콜라겐(autologous collagen)	승인	Autologen	환자 피부에서 수확 후 처리
자가 섬유아세포 (autologous fibroblasts)	보류	Isolagen	인간 섬유아세포에서 수확 후 처리함. 1999년 시장에서 철시되어 현재 테스트 중
자가 지방 주입 (Autologous fat injection)	승인	Fat	공여부는 허벅지, 엉덩이, 무릎 또는 복부
Alloplastic implants Micronized Alloderm	승인	Cymetra	정제된 사체에서 수확한 무세포, 냉각건조한 진피 이식
Silicone	승인	Silikon 1000(off label)	demethylsiloxanes의 긴 중합체로 구성
Polymethylmethacrylate	보류	Artecoll/Artefill	0.3% 리그노카인이 섞인 3.5% 콜라겐 용액의 polymethylmethacrylate microsphere 부유물
Polytetraflouroethylene	불승인	Gore-Tex	합성 필러 물질(빈 튜브)

표 2.3 흉터 치료를 위해 사용되는 연조직 필러의 종류

여기에는 각각의 장단점이 존재한다. 연조직 필러를 사용하는 미용외과 · 피부과 전문의는 다양한 재료에 대해 알아야 한다. 다양한 필러의 종류를 경우에 맞게 선택하여 적합한 방법으로 사용하는 것에 익숙해지는 것이 중요하다(표 2.3).

환자

함몰성 흉터를 지닌 환자는 연조직 필러를 이용해 치료받을 수 있다. 그리고 일반적인 치료 제외 기준을 적용한다(Box 2.1). 환부가 감염된 경우에는 치료를 해서는 안 되지만, 일단 감염된 부위가 나으면 치료를 시작해도 좋다.

장비

- 30게이지 주사기(후에 기술된 경우는 제외)
- 연조직 필러
- 마취용 장비

치료 원리

피부를 단단히 고정한 상태에서 30게이지 주사기를 45도 각도로 삽입한다. 주사기를 천천히 뽑아 내면서 연조직 필러를 주사한다. 표 2.4를 보

연조직 필러의 치료 체계						
유형	**피부 실험**	**마취**	**주입**	**과교정**	**지속기간**	**적응증**
Bovine: Zyderm Zyplast	필요 주입 2~6주 내	리도카인 도포 마취 또는 신경차단술 추가	Zyderm:표피 유두 진피에 주입 Zyplast:중간망상 심부 망상 진피에 주입	Zyplast: 과교정이 필요하지 않지만 Zyderm Ⅰ과 Zyderm Ⅱ는 각각 200%와 150%의 과교정이 필요하다.	3~6개월	Zyderm: Ⅰ과 Ⅱ흉터 Zyplast: 깊은 흉터
Autologous: Autologen	불필요	신경차단술, 국소적 또는 도포 마취 필요	주입은 3~6개월간 지속	필요 20~30%정도	>18개월	위축 흉터
Allogenic: Dermalogen	불필요	신경차단술, 국소적 또는 도포 마취 필요	몇 주 동안에 세 번 가량의 주입이 필요	필요 20~30% 정도	4~6개월	위축 흉터
자가 섬유아세포 (autologous fibroblasts) : Isolagen	필요 시술 2주 전	알려져 있지 않음 (시장에 없음)	총 3회 주입 동안 매 2주 중간 위 진피에 주입	필요 300%	알려져 있지 않음	흉터
자가 지방 주입	불필요	튜메선트 마취 실행	*16~18게이지 주사침	필요 50~85%	>1년	함몰 위축 부위, 흉터
Micronized Alloderm: Cymetra	필요	리도카인과 혼합	*26게이지 주사침, 진피하에 주입	필요 30%	4~6개월	흉터, 위축 부위, 화상
Silicone	불필요	도포 마취 필요	진피하에 0.01 ml의 microdroplet을 주입	불필요. 저교정이 필요	영구적	흉터
Polymethyl-methacrylate: Artecoll/Artefill	필요 시술 전 4주와 2주	리도카인 추가	*27게이지 주사침, 진피하에 주입	필요. 약한 과교정	1년	위축 흉터
Polytetra-fluoroethylene: Gore-Tex	불필요	국소 마취	주사침으로 깊은 진피에 thread	불필요	영구적	심한 결손

*특수하게 요구되는 각각의 게이지를 가진 별표의 주사침을 제외하고 모든 연조직 필러에서는 30게이지 주사침을 사용한다.

표 2.4 연조직 필러의 치료 체계

연조직 필러의 특징				
유형	**장점**	**단점**	**합병증**	**문제해결**
Bovine: Zyderm Zyplast	오랜 연구 성과, 안전성, 간편한 사용법, 상시 사용 가능, 병원 내 시술, 합당한 가격, 최소 통증	비영구성, 필히 냉동 처리, 광과민 반응, 두 번의 피부 테스트, Zyderm을 너무 깊이 주입하면 주사액이 없어진다. 너무 얇게 주입하면 하얀 물질이 보인다.	멍, 헤르페스 바이러스의 재활성화, 박테리아 감염, 국소 괴사, 간헐성 부종, 낭포 반응	1. 신장검사(stretch test)를 실시한다. 2. 치료 10일 전에 ASA, NSAIDs, 비타민 E, 녹차 그리고 다른 항응고체를 피한다. 3. 멍이 발생할 때 국소 비타민K를 추가한다.
Autologous: Autologen	피부 테스트 불필요, 장기 지속 효과, 주입된 콜라겐은 환자 자신에게서 추출된 것으로 질병 전이의 위험이 없음.	시술 중에 Autologen Material 확보에 필요한 피부 샘플을 위한 추가적인 수술이 요구된다. 피부외과 의사나 성형외과의사가 필요하다. 값이 비싸고, 주입 시 통증이 있으며, 영구적이 못하다. 수확에 별도 시간을 요한다.	멍, 부종, 압통, 감염	치료 10일 전에 ASA, NSAIDs, 비타민 E, 녹차 그리고 다른 항응고체를 피한다.
자가 섬유아세포 (autologous fibroblasts) : Isolagen	알러지 반응에 대한 보고가 없다.	귓바퀴 뒤 피부 생검이 필요하다. 약물 접수 48시간 내에 주입. 긴 시술 시간, 피부 테스트, 고비용, 주입 시 통증, 개선 지체	멍, 부종, 압통, 감염	10일 전에 ASA, NSAIDs, 비타민 E, 녹차 그리고 다른 항응고체를 피한다.
자가 지방 주입 (Autologous fat injection)	피부 테스트 불필요, 제한 없는 공급, 제품 구매 비용 없음	유체의 높은 점도로 인해 좀 더 큰 주사침이 필요하다. 이로 인해 며칠 동안 지속되는 통증과 눈에 띄는 주사침 구멍이 나타난다. 공여부 이환, 주입한 지방의 석회화, 예상치 못한 재흡수	큰 주사침으로 저교정과 과교정을 하기 때문에 부종, 멍, 통증이 증가, 불규칙성, 감염, 괴사	지방이식은 혈관구조가 많은 얼굴에서 성공 가능성이 높다.
Micronized Alloderm: Cymetra	피부 테스트 불필요	수명이 알려져 있지 않음, 오랜 준비 시간, 필러 이식에 있어 테크닉 난이도	멍, 부종, 통증, 감염	치료 10일 전에 ASA, NSAIDs, 비타민 E, 녹차 그리고 다른 항응고체를 피한다.
실리콘(Silicone)	간편한 사용, 영구적, 저렴한 가격	다양한 부작용 및 나쁜 결과 관련성, 지연성 과민반응, 주입 시 통증	과민반응, 육아종 형성, 물질 이동, 부종, 경화, 변색, 궤양, 울퉁불퉁함, 사망	예전에 비의료인이 감염된 실리콘을 주입하여 한명의 환자를 사망케 함.
Polymethyl-methacrylate: Artecoll/Artefill	교정 시 장기 지속	시술 과정으로 고비용, 큰 주사침으로 인해 큰 외상 발생, 두 가지 피부 테스트 권장	부종, 멍, 통증, 육아종 형성, 낭포 결절이 관찰되었음. 주입 부위의 부종, 통증, 눈에 보이거나 만져지는 과립, 가려움증, 비대 흉터	1. 너무 많이 주입되기 쉽다. 따라서 주입 후 주의해야 한다. 2. 주입 후 부위를 부드럽게 마사지한다. 3. 미세구(microspheres)가 섬유 조직에 의해 고정될 때까지 2일 동안 테이프를 치료 부위에 붙여놓아야 한다.

표 2.5 연조직 필러의 특징

연조직 필러의 특징				
유형	**장점**	**단점**	**합병증**	**문제해결**
Polytetra-flouroethylene: Gore-Tex	효과가 즉시 나타나며 영구적이다, 임플란트를 제거할 수 있다, 피부 테스트 불필요	항생제 코스 등 추가 트레이닝이 필요하다.	돌출 및 피부 노출, 육아종, 염증 후 피부 감염	1. 감염 발생 시 Gore Tex 제거 필요 2. 멍을 줄이기 위해 임플란트 10일 전에 ASA, NSAIDs, 비타민 E, 녹차 그리고 다른 항응고체를 피한다.

**신장검사(Stretch test):모든 함몰 흉터는 보바인 주입에 반응을 보이는 것은 아니다. 흉터가 반응을 보일 경우 신장검사는 주입을 결정하는 데 도움을 줄 수 있다. 흉터 주위의 피부를 잡아당겨 평편해질 경우 흉터는 보바인 주입으로 교정될 수 있다.*

표 2.5 계속. 연조직 필러의 특징

면 연조직 필러의 치료 원리를 알 수 있으며, 표 2.5는 각 특징을 설명해 놓았다.

화학 박피술

화학 박피술(표 2.6)은 표면의 피부층을 제거하는 박탈 과정으로서 표피의 성장을 촉진하며, 염증을 유도하여 콜라겐의 조직화된 재성장을 일으킨다. 여기에는 표피, 중층, 심층 박피술의 세 가지 방법이 있다. 표피 박피술은 표피층을 제거해내 흉터 발생의 위험성은 거의 없으나, 효과를 보기 위해서는 몇 주에서 몇 달에 이르는 시술을 필요로 한다. 표피 화학 박피술 이후, 환자는 일상생활에 복귀할 수 있으며, 단지 홍반 부위를 화장을 통해 가려주는 정도만 하면 된다. 중층의 박피술은 함몰된 흉터의 둔마를 위해 사용하며 3~12달 마다 반복해서 실시하여 원하는 효과를 얻을 수 있다. 흉터 치료를 위한 심층 화학 박피술은(합병증은 더 적으며 양호한 결과를 얻을 수 있는) 레이저 치료법이나 기계피부박피술(dermabrasion)로 대체할 수 있다.

화학 박피의 종류	
표피박피	**중층박피**
TCA 10~35% 농도	TCA 35~40% 농도
변형된 Unna의 리조르시놀 반죽	병합치료
제스너 용액	
실리실산 50% 용액	
AHAs 및 BHAs	

표 2.6 화학 박피의 종류

환자

화학 박피술은 함몰되거나 과다색소침착된 흉터를 지닌 환자를 대상으로 하며, 피부결을 더 향상시키거나, 과다색소침착을 줄이거나, 주름이나 여드름, 기미, 장미증(rosasea)을 없애는 데에도 사용한다.

치료 대상 및 제외 기준

일반적인 제외 기준(Box 2.1) 외에도 다음과 같은 사항을 고려하여야 한다.

1. 만약 환자가 여드름 치료를 위해 방사선 치료(radiation)를 받거나

모발 제거를 위해 레이저 시술을 받았을 경우, 피부 부속물 구조를 반드시 조사하여 적절한 상피화가 될지 여부를 알아 내어야 한다(솜털 또는 펀치생검).

2. 약제를 복용하는 환자의 경우 광과민성이 되어 화학 박피술에 대한 상대적 금기증의 대상이 될 수 있다. 광과민성을 일으키는 공통적인 약물에 대해 참고하려면, Box 2.5를 보기 바란다.

광과민성을 유발할 수 있는 약제들

- NSAIDs
- Griseofulvin
- Phenothiazines
- Thiazides
- Sulfonamides
- Tetracyclines
- Amiodarone
- Chloroquine
- Methotrexate
- Sulfonylureas
- Flourouuracil
- Vinblastine
- Oral contraceptive pills or estrogen

Box 2.5 광과민성을 유발할 수 있는 약제들

표피 박피술

표피 박피술은 표 2.6에서와 같이 다양한 형태로 실시할 수 있다. 액상이나 반죽 형태로 존재하는 TCA(trichloroacetic acid) 10~35%을 이용하여 박피한다. Modified Unna's resorcinol paste 10~30%도 표면 박피에 사용한다.

제스너 용액(Jessner's solution)은 레조르시놀 14%, 살리실산 14%, 젖산 14%를 에탄올에 혼합한 용액이다. 가볍게 혹은 두텁게 발라주며 3~4분마다 반복하여야 원하는 효과를 얻을 수 있다. 또 살리실산 50% 용액을 도포한 후 차단 드레싱하여 48시간 이후 제거하여도 표피박피 효과를 얻을 수 있다. 살리실산 박피술은 매 2~4주마다 반복해야 한다. 글리콜산이나 젖산과 같은 AHA(alpha-hydroxy acid)의 경우에는 면봉을 이용해 신속하게 20초 간격으로 도포한다. 과다하게 문지를 경우 결과를 장담할 수 없기 때문에 조심스럽게 도포하여야 한다. 살리실산과 같은 BHA(beta-hydroxy acid)는 20~30% 농도로 하여 피부박피에 사용한다. AHA, BHA 모두 과다하게 색소가 침착된 흉터에 사용하며, 함몰된 흉터에는 쓰지 않는다.

중층 박피술 (Medium-depth peels)

중층 박피술은 표피 박피술과 동일한 용액을 사용하지만, 고농도로 쓰거나 다른 약품과 함께 이용한다. TCA는 35~40% 농도로 만들어 사용한다. 혼합요법으로 고체 CO_2(드라이아이스), 제스너 용액, 글리콜산을 TCA 35%를 사용하기 이전에 미리 쓰는 방법 등이 있다. 이 방법은 중층이나 심층 박피 모두에 사용할 수 있다. 드라이아이스를 중층 박피에 사용할 경우, 드라이아이스를 핸드 타올에 잘 싸서 3:1 아세톤과 알코올 용액에 담갔다가 피부에 대어 준다. 병합요법을 이용하면 고농도 TCA를 이용한 박피에서보다 색소침착 저하와 흉터 형성의 정도를 낮출 수 있다. 표피의 박탈을 촉진하기 위해 제스너 용액을 여러 번 사용할 수 있다. 그리고 글리콜산(보통 70%) 용액도 피부에 오래 남겨두면 더 많은 표피박리를 유도할 수 있다. 이러한 표면적 처리 후에 프로스팅(frosting)이 나타날 때까지 TCA를 도포한다.

추적 관찰

시술 후 1일	시술 후 치료는 확실히 하고 모든 것이 순조롭게 진행되고 있는지 확인할 것
3일째	감염 징후가 있는지를 찾아볼 것
7일째	박피가 완료되었는지 체크할 것. 이때는 로션 치료는 좀 더 가벼운 것으로 바꿀 필요가 있다.
3주째	재발생된 과다색소침착이 없음을 확인할 것. 표백제제는 과다색소침착을 촉진시키기 위해 사용할 수 있다. 지속적인 홍반이 있는지 체크할 것. 만약 지속적인 홍반이 있다면 시술 부위를 근접 관찰하여 흉터 형성을 확인할 것. 이 부위에는 국소 스테로이드 치료가 필요하다.
3개월째	(물리적, 조직학적으로) 치유 과정을 체크할 것. 필요하다면 진피 박피의 결과를 정련시키기 위해 글리콜산 박피를 월 주기로 사용하는 등 보조적인 치료 계획을 세울 것

Box 2.6 추적 관찰

장비

- 마취장비(meperidine-dermerol, midazolam-versed, 또는 필요 시 diazepam-valium 등)
- 거즈 또는 면천
- 박피를 위한 약품(acid)
- 냉각장치-핸드헬드 선풍기, 얼음, 드라이 아이스 등
- 가습장치(moisturizer)
- 중화를 위한 물과 중산탄염나트륨 용액

Box 2.6은 추적관찰에 관한 일련의 설명과정을 요약한 것이고 Box 2.7은 화학 박피술과 관련한 치료 원리를 자세히 담고 있다.

문제 해결

1. 페놀은 신장, 심장에 이상을 일으킬 수 있다. 이런 부작용을 방지하기 위해 적절한 수액 공급이 필요하다. 시술 부위가 한 부위 이하일 경우에는 특별한 수액 공급은 필요하지 않다. 그러나 한 부위 이상의 여러 부위를 페놀 박피할 경우, 시술 전 미리 8~16 oz의 물을 환자에게 공급해야 한다. 추가로 Ringer' s lactate를 시술 전후 혹은 시술 중에

화학 박피술의 치료 원리

화학박피 전

- 첫째 경계선이 놓일 부위에 대해 이해하라. 안면 박피를 위해서는 하악골을, 안면과 목 부위 박피를 위해서는 흉곽을 이해해야 한다. 특히 주근깨나 검은 피부를 가진 환자는 경계선은 눈에 보일 것이다.
- 박피 후에 일광 색소침착을 줄이고 빠른 치유를 촉진시키기 위해 낮에는 일광차단제를, 밤에는 트레티노인을 사용해야 한다. 트레이노인은 박피의 효과를 증대시키지는 않는다.
- 어떤 피부과 의사들은 박피 전에 한달 동안 하이드로퀴논 겔 4%와 코직산(kojic acid)을 하루 두 번씩 시용하는데 둘 다 제품에 대한 환자의 반응을 검사하기 위한 것이다. 그 다음 피하 침착의 표백을 시작한다. 이로 인해 Fitzpatrick 피부 타입 V와 VI의 환자에게서 갈색증(ochronosis)이 유발할 수 있다.

화학박피의 단계

- 알코올이나 아세톤 적신 솜으로 피부 지질을 제거하라
- 안면을 6개 부위로 나누어라. 이마, 입가, 오른쪽 볼, 왼쪽 볼, 코, 눈가 부위 등
- 제스너 용액을 사용할 때는 바셀린 젤리나 아쿠아포(Auquaphor)를 치료받지 않는 부위에 얇은 층으로 적용하라.
- 다음 순으로 각 부위에 박피 용액을 적용하라. 이마, 입가, 오른쪽 볼, 왼쪽 볼, 코, 눈가 부위. 각 부위는 부위 간 10~15분 간격으로 치료해야 하기 하며 따라서 전체 안면에 60~90분이 걸리다. 박피 용액의 침투를 적게 하고, 기계적 효과를 최소로 하고 싶다면 산 용액 적용 시 면봉을 사용하라. 좀 더 깊은 침투가 필요하다면 적신 거즈 패드를 사용하다. 코팅을 많이 하면 침투의 깊이가 더해진다. 이것은 두꺼운 피부 부위에 필요하다. 그러나 의도하지 않은 깊은 침투가 흉터를 발생시킬 수 있으므로 주의가 필요하다.
- 원하는 종점(endpoint)에 도달할 때 10% 나트륨 중탄산염으로 부위를 중화하라. 환자에 대한 바람직스런 종점은 피부에 결빙이 발생하거나 하얗거나 회색 빛깔이나 나타날 때이다. 어떤 용액은 중화제가 필요없다(후술).
- 테이프가 처방될 경우, 박피 후 부착할 수 있으며 48시간 내에 제거할 수 있다.

화학박피 후

- 젖은 드레싱과 마른 드레싱을 하루 세 번에서 다섯 번까지 하되 물과, 1/2 농도 붕산 또는 희석된 멸균 준비용 요드 피부 청정제를 사용한다.
- 피부를 보호하기 위해 박피 후 최소 1개월 동안 일광차단제를 사용한다.

Box 2.7 화학 박피술의 치료 원리

줄 수 있다.

2. TCA 박피 중에 진피 하층으로 지나치게 침투되는 일이 없도록 유화제나 부가제 사용을 금한다.
3. 환자에게 박피술 후 어떤 모습이 될지 사진 등으로 반드시 미리 알려주는 것이 좋다(특히 회복기에).

부작용 및 합병증과 대안적 접근법

1. 모든 표피 박피술의 부작용에는 홍반, 가려움, 벗겨짐, 피부 민감도 증가, 피부 박리 등이 있다. 염증 이후 과다색소침착은 표면 박피에서는 드물다.
2. AHA와 BHA. AHA의 장점은 결과가 서서히 나타나며 합병증이 드물다는 것이지만, 단점은 효과가 자주 늦게 나타나거나 적다는 점이다. BHA의 장점은 부종와 홍반이 적으며, AHA와 같이 따로 중화를 하지 않아도 되고, 박피가 완료되면 바로 결빙이 나타나 치료가 되었는지 여부를 쉽게 판단하게 해준는 점이다. 중화과정이 필요없기 때문에 BHA는 과다색소침착된 넓은 부위의 신체에 모두 사용할 수 있지만, 너무 많이 이용하면 살리실산이 독성 농도 이상으로 상승하여 메스꺼움, 지남력장애, 이명 등을 유발할 수 있다. 그리고 아스피린에 알레르기가 있거나, 임신부이거나, 모유 수유 중일 때에는 금기가 된다. AHA와 BHA의 단점은 광과민성 증가의 위험이 높아진다는 것이다. 또한 눈주위에 사용할 경우 특별한 주의를 기울여서 산성 용액에 의해 각막이 손상되지 않도록 조심해야 한다.
3. 제스너 용액의 장점은 다른 약품은 필요하지 않고, 중화제도 따로 사용하지 않아도 되며, 5-FU의 효과를 증대시켜 준다는 점이다. 그러나 단점은 피부색이 어두운 환자들에게서 염증 후 과다색소침착을 유발할 수 있다는 점이다(Fitzpatrick 피부 타입 Ⅳ나 그 이상). 그리고 환자가 7일 정도 피부 박편이 많아지는(flaking) 부작용을 겪게 된다.
4. 박피술 이후 회복 기간은 TCA 박피의 경우 7일, TCA와 제스너 용액 혹은 글리콜산 병합요법의 경우 7~10일 정도 걸린다. TCA 박피술 이후 환부의 모습은 매우 나쁘게 보이는데, 처음 1~2일에는 핑크색으로 보이고, 3~4일째는 어두워지며, 5~10일 사이는 피부가 박리된다. 홍반은 14일째까지 남을 수 있다. 벗겨진 부위 주변으로 줄무늬(streaking)가 생길 수 있으므로 TCA를 조심스럽게 도포하는 것이 중요하다.
5. 좀 더 좋은 결과를 얻기 위해, CO_2 레이저와 기계피부박피술을 함께 이용할 수 있다. Box 2.8에 화학 박피의 부작용을 정리해 놓았다.

화학 박피에 의해 일어날 수 있는 부작용들

감염(바이러스, 캔디다, 박테리아)

- 단순 헤르페스의 재발 병력이 없는 환자라도 헤르페스 예방 치료가 필요하다(acyclovir 400mg p.o.b.i.d).
- 과다색소침착
- 페놀 사용으로 저색소침착증이 나타나며 항상 사용된 페놀 양에 따라 비례한다.
- 비립종, 여드름, 낭포 형성
- 폐색연고와 여드름이 발생하기 쉬운 피부는 이러한 문제들의 원인이 된다. 여드름 제제, 경구용 항생제, 병변 내 스테로이드의 치료가 도움이 된다.

손상되지 않은 부위(입가 부위)

입술과 입을 보호하는 것이 중요하기 때문에 입술 사이에 거즈를 놓고, 산의 과다로 인한 손상을 피하기 위해 입술 주위에 바셀린 젤리를 적용한다. 입술 주위에 박피술을 하지 않을 경우, 얼굴의 나머지 부위는 레이저 및 박피술 또는 심층 페놀 박피술 등 추가적인 치료를 병용할 수 있다.

- 감염(바이러스, 캔디다, 박테리아)
- 단순 헤르페스의 재발 병력이 없는 환자라도 헤르페스 예방 치료가 필요하다(acyclovir 400mg p.o.b.i.d).

과다색소침착

- 초기 하이드로퀴논의 사용과 낮은 강도의 스테로이드가 항상 이러한 문제를 도와준다. 이러한 문제는 항상 화학박피를 받은 검은 피부의 환자에게서 발생하며 일광, 에스트로겐, 광과민성 약물, 임신에 의해 유발될 수 있다.

색소침착저하증

- 색소침착저하증은 페놀 사용으로 나타나며 항상 사용된 페놀양에 비례한다.

비립종, 여드름, 낭포형성

- 폐색연고와 여드름이 발생하기 쉬운 피부는 이러한 문제들의 원인이 된다. 여드름 제제, 경구용 항생제, 병변 내 스테로이드의 치료가 도움이 된다.

홍반

- 지속성 홍반은 흉터의 초기 징후다. 흉터의 발생 전에 초기에 중도에서 고강도의 스테로이드의 사용이 중요하다. 환자는 화학박피 후 홍반이 발생할 수 있기 때문에 이소트레티노인과 알코올 음료를 피하여야 한다. 주사(rosacea)나 접촉성 피부염을 가진 환자는 또한 화학박피 후에 붉음증(redness)이 증가할 수 있다.

흉터

- 흉터가 발달할 경우 pulsed dye 레이저 치료를 할 수 있다. 그러나 시술 후 1년 동안 추가적 시술을 금할 것을 권장한다.

통증

- 통증 경감: 경구용 다이아제팜, 고정된 선풍기나 손으로 들 수 있는 소형 선풍기, EMLA나 ELAMAX, 얼음과 물 팩(박피 직후), 시술 중과 후의 통증 경감을 위한 연고. 중층이나 심층 화학박피에서 마취와 신경차단술이 사용될 수 있다.

딱지

- 박피 후 딱지를 최소화하기 위해 하루 두 번씩 물로 씻거나 피부 청정제를 사용한다.
- 손상되지 않은 부위(입술 주위): 입술과 입을 보호하는 것이 중요하기 때문에 입술 사이에 거즈를 놓고, 산의 과다로 인한 손상을 피하기 위해 입술 주위에 바셀린 젤리를 적용한다. 입술 주위에 박피술을 하지 않을 경우, 얼굴의 나머지 부위는 레이저 및 박피술 또는 심층 페놀 박피술 등 추가적인 치료를 병용할 수 있다.

접촉피부염

- 다음과 같은 박피제제에서 자극접촉피부염이 보고되었다. 리조르시놀, 살리실산, 코직산, 젖산, 하이드로퀴논

Box 2.8 화학 박피에 의해 일어날 수 있는 부작용들

새로운 치료법

베라파밀 (Verapamil)

Verapamil은 칼슘 통로 차단제로서 세포외기질 물질의 합성과 분비를 차단한다(콜라겐, 글리코사미노글리칸, 섬유결합소, fibrinase 등). 외과적 절제술을 받은 22명의 켈로이드 환자에 대해 두 달 넘는 기간 동안 5회의 2.5 mg/ml Verapamil을 사용(켈로이드 크기에 따라 용량은 0.5~5 ml 사이로 조절)하는 연구를 시행하였다. 이 환자들을 2년 동안 추적검사하였더니, 2명의 환자는 켈로이드 크기가 이전보다 감소하였으며, 다른 2명은 비대 흉터를 갖게 되었고, 또 다른 4명의 경우 소양증, 1명은 공여부에 켈로이드가 나타났다.

병변 내 Bleomycin 주입

Bleomycin을 주입하면 혼합된 염증세포의 침윤과 함께 각질세포의 괴사를 일으키게 된다. Bleomycin을 비대 흉터와 켈로이드 치료에 이용해 보려는 두 가지 연구가 시도되었다. 한 연구에서는 13명의 환자에게 1.5 IU/ml 농도의 bleomycin을 다중-천공(multiple puncture)하는 방법을 이용하여 주입하였다. Bleomycin을 병변 부위로 떨어뜨리고 난 후 주사기로 여러 개의 천공을 내는 것이다. 7명의 환자의 경우 병변의 완전한 둔마를 나타냈고, 5명은 아주 상당한 정도의 둔마, 1명은 상당한 둔마를 나타냈다. 또 다른 연구에서는 31개의 켈로이드에 대해 한 달 동안 3~5회의 bleomycin을 주입하였다. 이 때 84%의 경우에서 켈로이드의 부피와 기능의 감소가 일어났다.

병변 내 5-fluorouracil (5-FU)

pyrimidine 유사체인 5-FU는 조직배양 실험에서 섬유아세포 증식을 억제하며 섬유아세포 증식의 감소가 수술 후 흉터 형성을 줄여 줄 수 있다고 생각되고 있다. 5-FU는 또한 작은 켈로이드 반응성이 있는 비대 흉터를 치료하는데 안전하고 효과적인 것으로 나타나고 있다.

5-FU의 효과를 증명하는 세 가지 연구가 시행되었다. 전향적인 무작위 비대조군 실험(Prospective, randomized, uncontrolled trail)에서 28명의 환자에게 매주 50 mg/ml 농도의 0.5~2.0 ml 5-FU를 12주 동안 투여하고 24주간 추적조사한 결과에서, 70%의 환자에서 50% 이상의 켈로이드 크기의 개선을 보였다. 또한 비대 흉터와 켈로이드로 9년 이상 치료 받아오고 있는 1,000명의 환자에 대한 후향연구(retrospective study)에서 가장 효과적인 치료 방법으로 나타난 것은 0.1 ml의 triamcinoclone acetonide(10 mg/ml) 그리고 0.9 ml의 5-FU(50 mg/ml)을 주당 3회까지 주입하는 것이었다. 20명의 켈로이드 환자에게 5-FU(50 mg/ml)를 매주 투

여하는 치료를 7회 실시한 결과에서는, 85%의 환자가 50% 이상의 호전을 나타내었으나, 47%의 환자에서는 1년 내에 재발하였다. 주된 부작용으로는 통증, 과다색소침착, 가피 형성 등이 있다.

국소 레티놀산

레티놀산은 정상적인 당김미세섬유(tonofilament)와 각화유리질(keratohyalin)의 생성을 줄이고, 점액성 물질의 생산을 증가시키며 표피의 생장 속도를 가속시킨다. 그리고 시험관 내에서는 DNA 합성을 억제하는 것으로 나타났다. 28개의 켈로이드와 비대 흉터를 지닌 21명의 환자에 대한 연구에서 최소 3개월 이상 매일 2회씩 레티놀산을 도포하면 77~79%의 경우에서 병변의 크기와 증상이 호전되는 결과를 보였다.

이미퀴모드 (Imiquimod)

Imiquimod 5% 크림은 외부 생식기와 항문 주변부의 사마귀를 치료하는데, 광선각화증(actinic keratosis)의 치료, 표면 기저세포암을 치료하는데 FDA의 공인을 받았다. Imiquimod는 TNF-알파, INF-알파, 감마(gamma), IL-1, 6, 8, 12를 유도하며, 세포자멸의 유전인자 표현을 변화시킨다. 한 연구에서는 절제술을 받은 13개의 켈로이드에 imiquimod를 8주간 매일 밤 도포하였다. 11개의 켈로이드(10명의 환자) 의 경우 6개월 이후에 재발하지 않았다. Imiquimod 도포 시 약간의 자극성이 있을 수 있어서 몇몇 환자에게는 투약 중지 기간을 갖는 것이 좋다. 연구에서는 절반 이상의 환자에서 과다색소침착을 경험한 것으로 알려지고 있다.

인터페론 치료법

인터페론-알파(INF-α), -β, -γ를 이용하여 세포 리보핵산을 감소시킴으로써 콜라겐 타입 Ⅰ, Ⅱ, Ⅲ, Ⅵ의 합성을 줄이려는 시도를 시험관 연구에서 실시하였다. 병변 내 IFN-α2b를 주입하면 외과적으로 절제되지 않은 켈로이드의 크기를 줄여주는 것으로 확인되었다. 임상실험에서 124개의 외과적 절제술을 받은 켈로이드에 수술 후 IFN-α2b를 주면 통계적으로 현저한 재발률의 감소를 보였다(18.7%: 절제만 할 때 51.1%, 수술 후 병변 내 triamcinolone을 주입할 때 58.4%). 아세트아미노펜은 큰 절제술 후 인터페론 투여시 발생할 수 있는 감기 유사증상을 줄여주는데 도움이 된다.

Tacrolimus

Tacrolimus는 TNF-α를 억제하는 면역조절제이다. 원발암 유전자인 Gli-1은 켈로이드의 섬유아세포에서 과다 표현되는 것으로 밝혀졌다. Rapamycin은 Tacrolimus의 매우 가까운 유사체로서 시험관 연구에서

Gli-1 원발암유전자를 억제하는 것으로 나타났고, 이 결과를 이용해 국소적 tacrolimus와 rapamycin의 임상시험을 시도하였다. Open-label pilot 연구에서 11명의 환자가 켈로이드에 0.1% tacrolimus 연고를 1일 2회씩 12주간 사용하였다. 통계적으로 확연한 결과는 나타나지 않았으나 대부분의 환자에게서 경화 증상, 압통, 홍반, 소양감을 줄여주는 것으로 밝혀졌다.

보툴리눔 독소

보툴리눔 독소 A는 국소 주입했을 때 일시적인 근마비를 가져오는 강력한 약품이다. 무작위 이중맹검 위약 대조군 영장류 연구에서 이렇게 보툴리눔 독소으로 마비된 상처는 대조군 상처보다 그 경과가 확연히 좋은 것으로 나타났다. 수술 후 환부에 보툴리눔 독소를 사용한 환자에 대한 두 가지 케이스 연구에서 상처 경과가 더 좋고 다른 부작용이 없는 것으로 보고되었다.

참고문헌

Baumann L 2002 Chemical peels. In: Weisberg E (ed) Cosmetic Dermatology: Principles and Practice. McGraw Hill, New York, pp 173–186

Baumann L 2002 Soft tissue fillers. In: Weisberg E (ed) Cosmetic Dermatology: Principles and Practice. McGraw Hill, New York, pp 155–172

Beckenstein MS, Kuniaki T, Matarasso A 2004 The effect of Scarguard on collagenase levels using a full-thickness epidermal model. Aesthetic Surgery Journal 24:1–5

Berman B, Flores F 1999 Comparison of a silicone gel-filled cushion and silicon gel sheeting for the treatment of hypertrophic or keloid scars. Dermatologic Surgery 25:484–486

Berman B, Flores J, Pariser D, Pariser R, De Araujo T, Ramirez CC 2005 Self-warming lidocaine/tetracaine patch effectively and safely induces local anesthesia during minor dermatologic procedures. Dermatologic Surgery 31:135–138

Berman B, Kapoor S 2002 Keloids and hypertrophic scars. eMedicine July 12, www.emedicine.com/derm/topic205.htm

Berman B, Poochareon V, Villa AM. An open-label, pilot study to evaluate safety and tolerability of keloid treatment with tacrolimus ointment 0.1%. (in press)

Berman B, Romagosa R, Zell D 2004 Keloid scarring, treatment of skin disease. In:

Lebwohl M, Heyman W, Berth-Jones J, Coulson I Comprehensive Therapeutic Strategies. 2nd edn. (in press)

Brody HJ 1999 Skin resurfacing: chemical peels. In: Freedberg IM, Eisen AZ, Wolff K et al (eds) Fitzpatrick's Dermatology in General Medicine. 5th edn. McGraw Hill, New York, 1999, 2937–2946

Busso M 2004 New Injectable Tissue Fillers. H & H Dermatological Society South Beach Conference 2004 lecture notes

Cheng JT, Perkins SW, Hamilton MM 2002 Collagen and injectable fillers. Otolaryngology Clinics of North America 35:73–85, vi

Coleman WP III 2001 Dermal peels. Dermatology Clinics 19(3):405–411

Eisen D 2004 A pilot study to evaluate the efficacy of Scarguard in the prevention of scars. Internet Journal of Dermatology 5(2):

Flores J, Berman B, Burdick A, Jonusas AM 1998 The effectiveness of a new method for assessing induration. Journal of the American Academy of Dermatology 39(6):1021–1022

Goodman GJ 2000 Postacne scarring: a review of its pathophysiology and treatment. Dermatologic Surgery 26:857–871

Graham GF 1999 Cryosurgery. In: Freedberg IM, Eisen AZ, Wolff K, et al (eds) Fitzpatrick's Dermatology in General Medicine. 5th edn. McGraw Hill, New York, pp 2980–2987

Kontochristopoulos G, Stefanaki C, Panagiotopoulos A, et al 2005 Intralesional 5-fluorouracil in the treatment of keloids: An open clinical and histopathologic study. Journal of the American Academy of Dermatology 52(3 Part 1):474–479

Kotler HS 2002 Scar revision. eMedicine July 16

Lyle WG 2001 Silicone gel sheeting. Plastic Surgery Educational Foundation DATA Committee. Plastic and Reconstructive Surgery 107:272–275
Moran ML 2001 Management of facial cutaneous defects. Part II. Otolaryngologic Clinics of North America 34:1–10
Mustoe TA, Cooter RD, Gold MH, et al 2002 International clinical recommendations on scar management. International Advisory Panel on Scar Management. Plastic and Reconstructive Surgery 110(2):560–571
Niessen FB, Spauwen PH, Schalkwijk J, Kon M 1999 On the nature of hypertrophic scars and keloids: a review. Plastic and Reconstructive Surgery 104:1435–1458
Porter JP 2002 Treatment of the keloid: what is new? Otolaryngology Clinics of North America 35:207–220, viii
Young AM, Tan PJ, Berman B, Villa AM, Poochareon V 2002 Topical application of a semipermeable, semiocclusive, non-silicone-based dressing for keloid treatment. Cosmetic Dermatology 15:33–34

3 흉터에 대한 외과적 접근법

Surgical Approaches to Patients with Scarring

Joanna Mimi Choi, Thomas E. Rohrer, Michael S. Kaminer, R. Sonia Batra

서론

'의사선생님, 이 흉터가 싫어요. 이거 어떻게 해주실 수 없나요?' 란 질문은 눈에 잘 띄는 흉터를 가진 환자로부터 많이 듣는 요구이다. 성공적인 흉터 교정술은 이런 환자들의 삶의 질을 눈에 띄게 향상시킬 수 있는 방법이다. 표면적인 장애를 완전히 없앨 수는 없겠으나, 다양한 외과적 시술을 이용하여 흉터를 좀 더 미학적으로 보기 좋은 형태로 대치할 수 있는 여러 방법들이 동원되고 있다.

흉터 형성은 외상 후 자연적인 조직 치유의 정상적이고 필수적인 과정이다. 그러나 비정상적인 치유나 콜라겐의 이상 형성은 표피의 부적절한 회복과 비가역적인 조직상의 불규칙을 일으킬 수 있다. 보통 흉터는 생긴지 1년 후 정도가 되면 안정적인 상태가 되며, 정상적 피부의 약 80% 정도까지 장력을 회복하게 된다.

임상적으로, 미용적으로 적절한 정도의 흉터는 주변 피부와의 색깔 조화, 경도, 작은 크기에 비례한다. 적절한 상처 봉합선은 보통 피부긴장풀림선(relaxed skin tension line; RSTL)에 평행해야 하는데, 이는 RSTL이 피하 근육조직의 운동 방향에 맞춰 형성되어 있기 때문이다(그림 3.1). 수술 전 계획과 예방이 미용적으로 적절한 흉터 형성에 매우 중요하다. 또한 앞으로 접하게 될 여러 종류의 비정상적 흉터에 대한 명확한 이해와 다양한 외과적 시술을 활용할 줄 아는 것이 '추한' 흉터를 치료하는데 많은 도움이 된다.

이 단원에서는 흉터 교정에 대한 임상적인 접근 방법에 초점을 맞출 것이다. 레이저와 그 외 부가적인 치료 방법에 대한 설명은 이 책의 다른 단원을 참고하면 될 것이다.

임상적 흉터의 종류

흉터를 병인론적으로 볼 때, 교정을 필요로 하는 흉터는 4가지 종류로

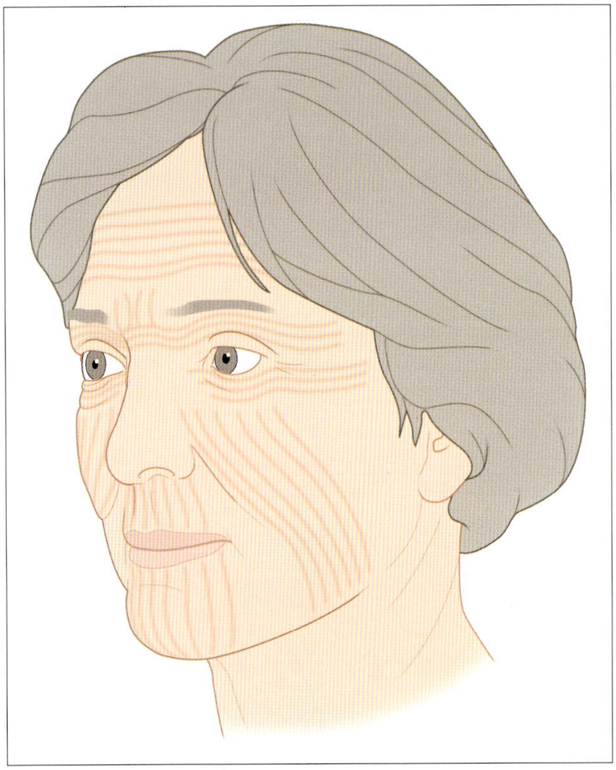

그림 3.1 피하 안면근육의 동적 작용에 의해 만들어지는 RSTL. 근육 섬유에 주로 수직으로 형성이 된다. 최적의 미적 상태 유지를 위해 절개는 RSTL에 평행하거나 그 안으로 들어가도록 넣어준다.

비정상적 흉터의 원인 요소들	
유형	**발생 원인의 예**
잘못된 흉터	RSTLs와 평행하지 않거나 그 안에 있지 않은 경우 얼굴의 주요 구조물에 대한 고려를 하지 않은 경우 긴 선형 디자인 뒤집어진 봉합을 하지 않아 발생한 함몰된 흉터
외상 또는 불규칙 화상 상처 발생	화상 조직 파편
잘못 치유되기 전 흉터	감염 과도한 장력 괴사 또는 딱지
질병과 관련된 흉터	여드름 수두 켈로이드

표 3.1 비정상적 흉터의 원인 요소들

나눌 수 있다.

(1) 잘못된(poorly designed) 흉터, (2) 외상 후 발생한 흉터, (3) 잘 치유되지 않은 흉터, (4) 질병과 연관된 흉터(표 3.1). 이러한 비정상적 흉터에 대한 분류를 통해 교정기술 선택에 도움을 받을 수 있다(표 3.2).

비정상적 흉터와 치료적 접근법		
비정상적 흉터	**원인**	**치료 방법**
융기된 흉터	장력 하의 상처 봉합 상처 가장자리의 부적절한 병치 전층 이식편(일반적으로 크다)	병변 내 코르티코스테로이드 표층절제술(shave excision) 방추형 절제술(fusiform excision) 박피술(dermabrasion) 레이저 및 재생술
위축 흉터/켈로이드	유전적 소인 운동 부위 또는 장력 부위 장기 염증의 병소(예; 감염 또는 이물질 반응)	병변 내 코르티코스테로이드 깎음 절제술(shave excision) 방추형 절제술(fusiform excision) 방사선 냉동수술(cryosurgery) 레이저 압박요법(compression therapy)
함몰된 흉터	깊은 면도생검(deep shave biopy) 전기건조법/소파술 불완전한 상처 외번 혈종 또는 감염에 의한 상처 치유	방추형 절제술과 봉합 w/수직 매몰 매트리스 진피 내 봉합 필러 피하절개/진피하 절제
벌어진 흉터	장력 하 상처 봉합	절제와 봉합 w/수직 매몰 매트리스 진피 내 봉합
긴 선형 흉터	수술 전 잘못된 설계	w-plasty 꺾은선흉터봉합술(geometric broken line closure) 박피술(dermabrasion)
움푹 파인 흉터	여드름 전 외상	펀치절제술 펀치이식술 진피주머니이식술 박피술(dermabrasion)
수축/익상형 흉터	절단 오목면	Z-plasty

표 3.2 비정상적 흉터와 치료적 접근법

매우 잘못된(poorly designed) 흉터는 RSTL에 맞춰 위치하고 있지 않거나 미용적으로 부적절한 장소에, 혹은 얼굴의 중요 구조물이나 입술이나 눈꺼풀 같은 조직 경계에 위치하고 있는 흉터이다. 이러한 흉터는 잘 숨겨지지 않고 관찰자들의 눈에 쉽게 띈다. 이 흉터의 모양은 융기되어 있거나 함몰되어 있거나, 수축되어 있거나, 넓어져 있거나, 익상(갈퀴 형태)이 되거나, 긴 선형이 되는 등 여러 양상을 띤다. 그림 3.2에 흉터의 종류에 대한 도해가 있다. 외상적 흉터는 열상이나 화상 같은 사고에 의해 생기기 때문에 외상 치료 시 주의 깊은 수술 전 계획을 세워 진행하지 못하는 경우가 많고, 따라서 대개 좋게된 흉터가 되지 못한다. 또한 화상의 경우 수축이 일어나 피부에 장력이 걸리게 되어 얇은 위축성 피부를 형성하게 된다. 다행히도 간단한 방추형 절개(fusiform excision)나 흉터의 불규칙화(scar irregular-

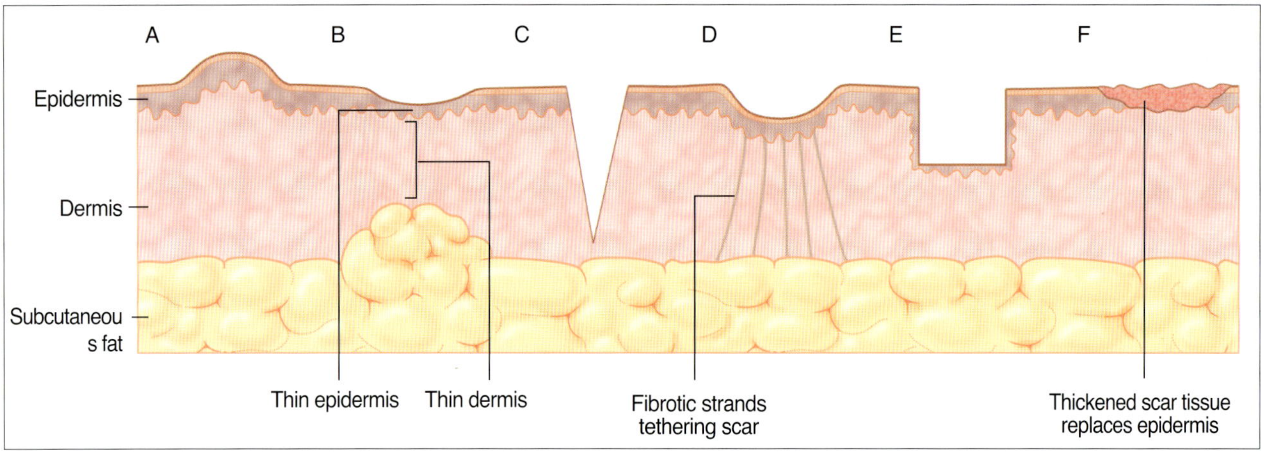

그림 3.2 흉터의 종류별 단면. (A) 상승된 흉터. (B) 표피와 진피가 얇아진 위축성 흉터. (C) 얼음송곳모양(ice pick) 또는 움푹패인 흉터(pitted scar). (D) 둥근접시모양의 흉터(rolling scar). 섬유성 끈이 특징이다. (E) 박스모양의 흉터(boxcar scar). (F) 수축성 혹은 익상된 흉터(webbed scar). 두꺼워진 흉터조직이 정상 표피를 대체하고 있다.

ization)를 통해 흉터를 RSTL 내로 유도해 보다 잘 감출 수 있다.

감염, 지나친 상처 부위에의 장력, 이물질 존재, 딱지가 앉은 괴사 등으로 인해 잘 치유되지 않은 흉터는 켈로이드성, 비대 흉터가 될 수 있다. 켈로이드는 원래 상처의 경계를 넘어서 침범하며 보통 아프고 소양감을 일으킨다. 이런 흉터는 상처 발생 후 30.4개월(중앙값)이 지나 나타나는데, 재발이 잦으며 어깨, 가슴, 귓불, 뺨, 팔 위쪽 등에서 잘 나타난다. 비대 흉터는 융기된 모습을 보이지만, 그 크기는 원 상처의 경계까지로 제한되어 있으며 운동성이 많은 부위에서 잘 나타난다. 비대 흉터는 켈로이드보다 빨리 발생하여 보통 상처 발생 후 4주 안에 생긴다. 이 흉터는 외과적 시술에 켈로이드보다 반응이 좋으며 시간이 지나면서 잘 사라지는 편이다. 이 책의 다른 단원에서는 인종 간의 흉터 형성에 대해서 켈로이드와 비대 흉터를 포함하여 보다 심도 있게 다루었다.

질병 연관성 흉터는 심인상 여드름이나 수두대상포진(varicella zoster)에 의한 급성 염증 반응에 의해 생기며 보통 위축성 흉터의 모습을 갖는다. 이러한 흉터는 함몰되어 보이고 피부는 매우 얇게 형성되어 있다(염증이 콜라겐 파괴를 통해 피부 위축을 일으킴). 여드름 흉터는 임상적으로 얼음송곳모양(ice pick), 둥근접시모양(rolling), 박스모양(boxcar)의 흉터로 더 세분화할 수 있다. 얼음송곳모양 흉터는 깊은 점상의 형태인데 비해, 박스모양은 평편한 분화구상 함몰의 깊거나 얕은 흉터의 모습이다. 둥근접시모양 흉터는 불균일하게 계류(밧줄처럼 말린)된 모습으로 보이며, 표면에는 주름진 결(texture)이 나타난다. 송곳 모양과 깊은 박스모양의 흉터는 펀치절제술에 반응이 좋은 반면, 둥근접시모양의 흉터는 피하박리술, 필러, 레이저가 효과가 좋다. 3 mm 이상의 넓고 깊은 형태의 박스모양 흉터에는 펀치융기술(Punch elevation)도 사용할 수 있다.

환자 선택

결함이 있다고 판단되는 모든 흉터는 이론적으로 교정할 수 있지만, 결과에 있어서는 환자에게 현실적인 기대를 하도록 만드는 것이 만족도를 가장 높일 수 있는 방법이다. 수술 전 상담을 통해 환자에게 흉터는 절대로 완전히 제거되지 못하며, 미용적으로 좀 더 나은 형태로 바꾸어주는 것뿐이라는 사실을 인지시키고 강조해 주어야 한다.

흉터 교정술을 시행하기에 앞서 몇 가지 고려 사항이 있다. 환자의 예전 외과적 조치에 대한 반응이 포함된 의료기록을 확보해야 한다. 아시아계 혹은 히스패닉계, 흑인과 같은 특정 인구 집단에서는 켈로이드와 비대 흉터를 일으키기 쉬운 경향이 있다. 나이도 그런 경향에 영향을 주는데, 켈로이드 유병률이 가장 높은 세대는 10대와 30대 사이이다. 방사선 조사의 기왕력, 시상하부, 갑상선, 부갑상선 등의 내분비계 이상을 가지고 있거나, 마르팡 증후군(Marfan syndrome), 엘러스-단로스 증후군(Ehlers-Danlos syndrome) 등의 유전적 질환이 있는 환자는 특히 더 주의해야 한다. 이러한 경우 교정술에 대한 반응이 좋지 않을 수 있다.

치료 전략에 대한 개요

기본적인 치료 접근법

결함이 있는 흉터가 발생하지 않게 예방하는 것이 가장 좋은 방법이다. 손상받기 전 상태로 완전히 돌아가는 것은 불가능하지만 주의깊은 수술 전 계획으로 차후 교정술의 필요 정도를 상당히 줄일 수 있다. 또한 시기적절한 접근도 중요하다. 흉터는 되도록이면 빨리 교정하는 것이 좋으나, 교정술이 너무 일찍 시행되었을 경우에는 봉합이 약화되거나 과다증식이 유발될 수 있다.

외과적 접근은 흉터의 특징(색깔, 결, 위치, 방향, 크기, 두께, 주변 조직의 상태, 그리고 이전에 치료 받았던 시술의 종류와 시기 등)을 잘 평가하여 이루어져야 한다. 외상에 의해 생긴 찢긴 상처, 괴사, 광범위한 절제와 같이 피부 이완도가 감소한 '어려운' 흉터는 특히 더 주의해야 한다. 교정술은 원 흉터부에 가깝게 실시하여야 하나 흉터의 경계나 끝부분에서는 하지 말아야 한다.

수술 전 환자들이 아스피린이나 NSAIDS, 비타민 C와 E 보충제, 술 등의 항응고제성 약물을 최소 수술 1주 전에는 끊도록 하여야 한다. 감염이 우려되는 고위험 수술 부위(연골 노출 부위, 회음부, 겨드랑이 등)나 특정 상태(관절, 판막 교체술을 받은지 2년 이내 또는 면역억제 상태)의 경우 필요하다고 판단될 때에는 예방적 항생제를 처방할 수 있다.

기본 수술 원칙

부분마취를 시행하기 앞서, 환자를 곧게 선 자세에서 마킹펜을 이용해 계획된 절개선을 그려 넣는다. 수술 중 잘 구별되지 않을 수 있는 해부학적 주요 구조물을 미리 확실하게 표시해 둔다. 수술 전 계획을 수립할 때, 해부학적 주요 구조물과 미용적 위치를 보존하고 흉터를 줄이기 위해 M-plasty를 활용할 수 있다.

이 장에 저술된 모든 시술은 부분마취 상태에서 시행된다. 저자는 1%의 리도카인을 이용하며 1:100,000 에피네프린을 함께 써서 혈액 상호교통이 좋은 곳에 혈관 수축 효과를 얻는다. 수술 부위는 무균 상태로 준비시킨다. 절제적 수술에는 보통 Bard-Parker No.15 scalpel blade를 사용한다.

상처는 그 변연부(edge)가 깨끗하고 건강한 상태에서 가장 잘 회복된다. 이는 상처의 변연부가 올바른 방향에서 최소의 장력만을 받도록 디자인하고, 반응성이 적은 봉합제를 사용할 때 가능하다. 저자는 수평 매몰 매트리스 봉합을 이용하여 피하의 당겨짐을 최소로해서 장력을 분산시키고 있다. 그림 3.3과 같이 정교하게 이루어진 수직 매몰 매트리스 봉합은 조직의 뒤집힘(eversion)을 유도할 수 있다. 또 골막(periosteum)에 조직의 변연부를 고정시키는 suspension suture를 통해 입술과 눈꺼풀과 같은 free tissue margin에 가해지는 장력을 감소시킬 수 있고 자연스런 접힘과 오목면을 재건할 수 있다.

몸통이나 사지말단부 같이 큰 장력이 가해지는 부분의 피하(SC) 및 진피 봉합을 위해서는 저자는 흡수사(absorbable) 4-0 봉합을 권장한다. 얼굴 등의 장력이 덜 가해지는 부분은 흡수사 5-0 봉합도 좋다. 진피층(cuticlular)의 봉합은 몸통과 사지말단부의 경우 비흡수사 4-0 봉합을 하며,

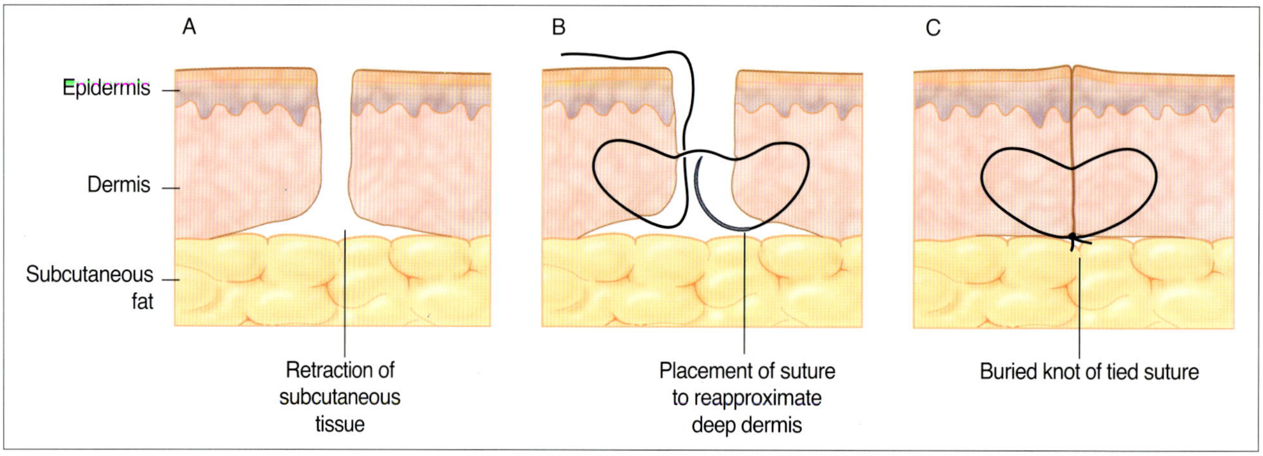

그림 3.3 매몰 수직 매트리스 봉합법. (A) 피하 절개 후 Retracted SC tissue. (B) 매몰 수직 매트리스 봉합을 실시. (C) 결과적으로 생긴 상처 경계부의 eversion

특히 봉합 흔적을 줄이기 위해 폴리프로필렌사로 running intradermal suture을 실시한다. 비흡수사 5-0이나 6-0은 얼굴 부위의 봉합에 사용한다. 봉합사는 몸통 부위에서는 2주 정도 남겨 놓아야 하지만, 큰 장력이 가해지거나 피내로 봉합된 경우(running intradermical)에는 더 오랫동안 유지시킬 수도 있다. 얼굴 부위의 봉합사는 1주 정도 남겨 놓는다. 봉합 횟수(한땀 한땀)는 적게, 하지만 충분히 깊게 봉합하는 것이 좋은데 그 이유는 추가적인 봉합이 염증반응을 증가시키기 때문이다.

수술 후 관리는 성공적인 흉터 교정에 필수적이다. 저자는 지혈작용을 유도하기 위해 수술 후 24시간 동안 압박드레싱을 이용한다. 그리고 환자들로 하여금 수술 부위를 태양 광선에 노출시키는 것을 최대한 줄이도록, 장력과 상처가 가해지지 않도록 할 것을 당부한다. 또한 Aquaphor Healing Ointment(Beiersdorf Inc. Wilton, CT)와 같은 연고와 밴드를 이용해 수술 부위를 막아주는 것을 권장하는데, 얼굴의 경우 1주일, 몸통의 경우 2주일 정도면 된다. 그리고 필요할 경우 수술 6~8주 이후 교정된 흉터의 재교정을 위해 레이저 피부 재생술(Resurfacing)과 박피술을 추가적으로 시행할 수 있다.

치료 기술

표층 절제술 (Shave excision)

적응증

표층 절제술은 융기되거나 불규칙한 경계를 지닌 작고 좁은 흉터를 교정하는데 권장된다.

치료 원리

Flexible razor blade 또는 스칼펠을 이용해 흉터를 주변 피부면의 높이와 같아지도록 접선 절제(tangentially shave)한다. 단 진피 심부까지 절제되지 않도록 주의한다. 만약 스칼펠을 이용할 경우 먼저 융기된 흉터 주변의 부위를 표시해두어, 치료할 부위를 넘어서서 절제되는 경우가 없도록 해주는 것이 좋다. 정밀 전기수술법을 이용해 흉터에서 주변 피부로의 이행을 자연스럽게 만들 수 있지만, 켈로이드를 절제할 때에는 권장되지 않는다. 시술 후 상처가 다시 회복될 수 있도록 한다.

방추형 절제술 (Fusiform Excision)

타원형(elliptical) 흉터 절제술 혹은 여분 가장자리 흉터 절제술(extramarginal scar excision)이라고도 알려져 있는 이 시술은 RSTL에서 섬세한 선형의 흉터를 남긴다.

적응증

방추형 절제술은 매우 다양하게 활용할 수 있어, RSTL 내의 작은 흉터(<2 cm)에서 큰 흉터까지 교정할 수 있다(단 6~8주 정도 간격으로 여러 번 시술해야 한다). 넓고 융기되거나 함몰된 흉터를 교정하는데 적합하다.

치료 원리

흉터의 넓이나 깊이에 상관없이 흉터 조직을 완전히 제거하여야 한다. 이 시술 이름 자체가 보여주듯이 흉터는 타원형으로 절제하며 타원의 반대편의 각이 30도 이하로 되어야 한다. 적절한 절제를 해야만 상처의 경계가 장력을 받지 않고 잘 회복될 수 있다. 이 시술은 그림 3.4와 3.5 그리고 함께 동봉된 비디오 클립을 통해 볼 수 있다.

문제 해결

깊은 상처 깊은 상처도 이 시술을 통해 교정할 수 있지만, 좀 더 많은 구조적인 지원이 필요하다. 구조적인 기초를 마련하기 위해서는 첫 봉합이 잘 되어야 한다. interrupted, simple absorbable suture가 좋다. Simple interrupted suture나 표피밑봉합 후에 매몰 수직 매트리스 봉합(buried vertical mattress suture)를 시행하면 좋은 피부교합을 얻을 수 있다. 얼굴 부위가 아닐 경우 표피밑 접근이 좋은데 이렇게 하면 1주 이상 봉합사를 유지시킬 때 천공이나 봉합사 매듭에 의한 흉터가 남지 않기 때문이다.

켈로이드나 비대 흉터 켈로이드 흉터는 매우 높은 재발률(50~80%) 때문에 교정 시에 높은 장력이 가해지는 부위는 피해야 한다. 지속적인 염증 가

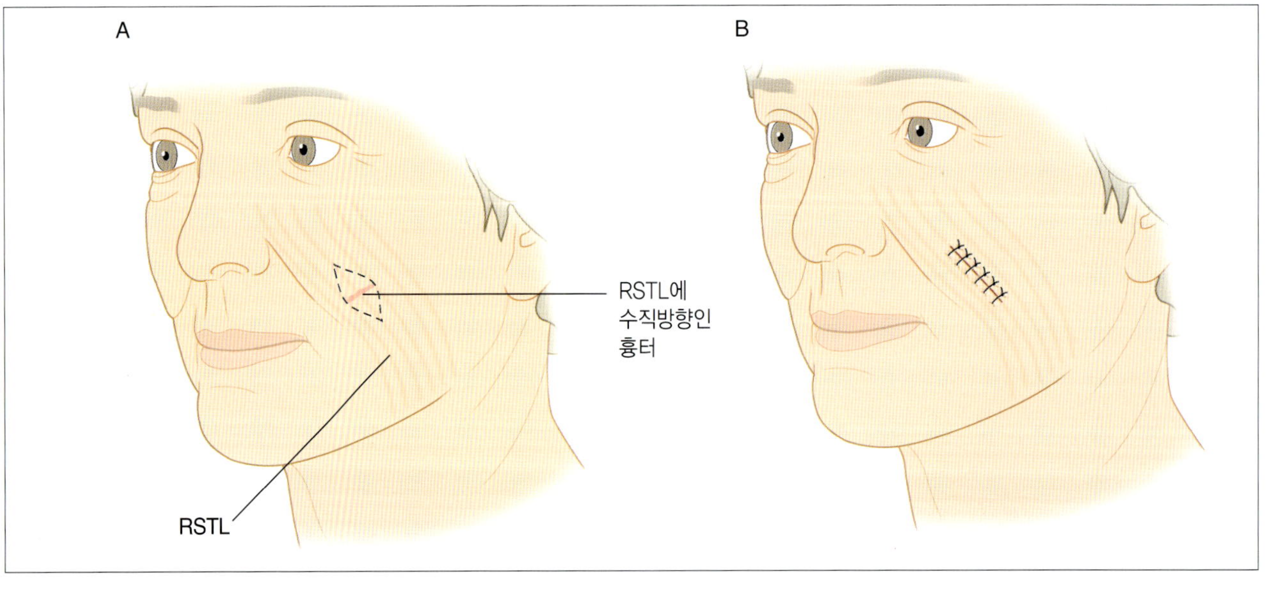

그림 3.4 (A, B) 방추형 절제술의 도안. RSTLs 안으로 흉터 방향을 바꿔준다.

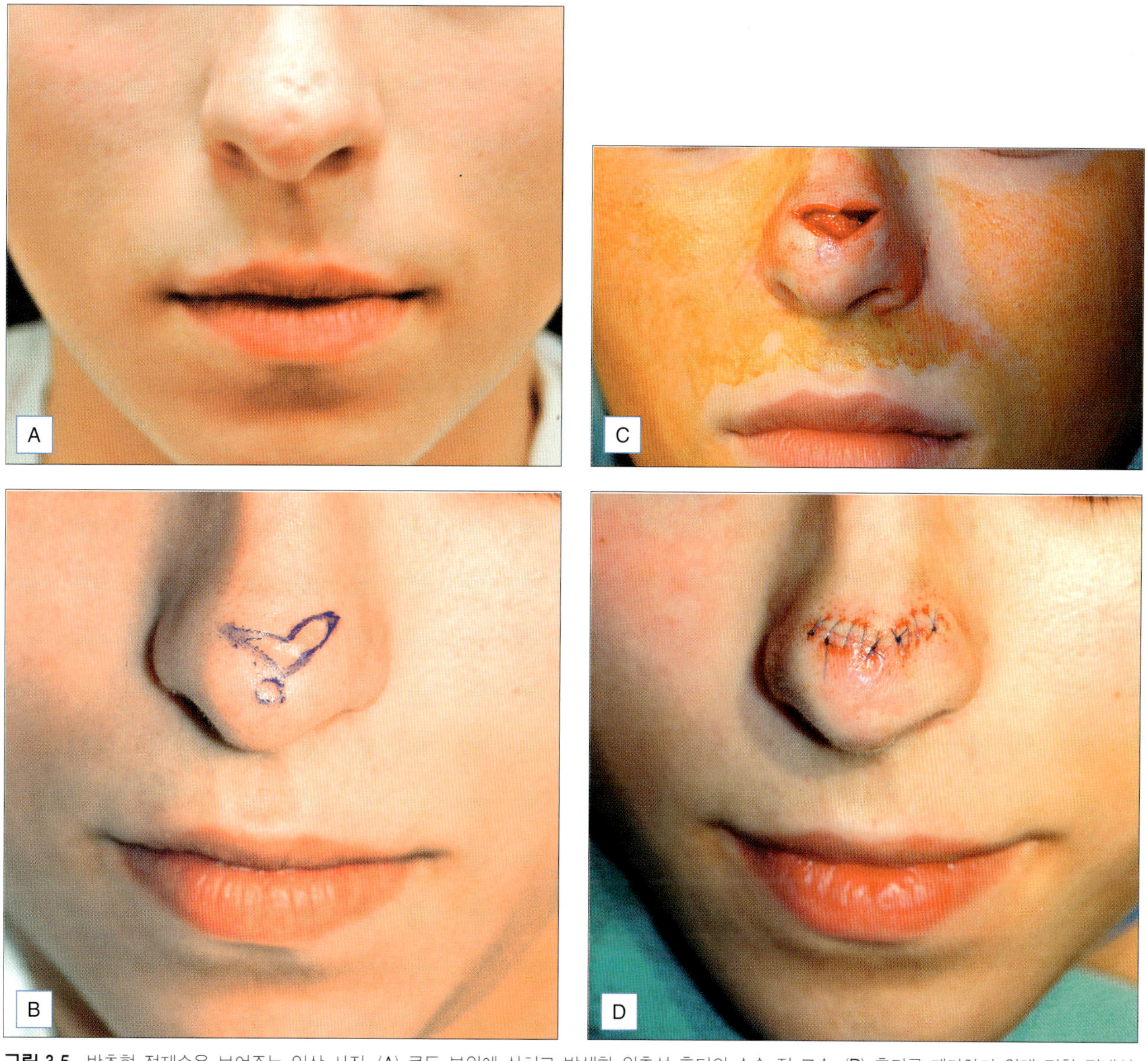

그림 3.5 방추형 절제술을 보여주는 임상 사진. (A) 콧등 부위에 상처로 발생한 위축성 흉터의 수술 전 모습. (B) 흉터를 제거하기 위해 정한 절개선. (C) 흉터 절개 이후의 수술 사진. (D) 봉합한 다음 교정된 흉터. 매몰 수직 매트리스 봉합에 따른 외전이 야기됨을 유의할 것.

능성이 있는 부분은 전부 절제한다(표피 낭종, 누도[sinus tract], 막힌 모낭 등). 켈로이드에 침식되지 않은 표피와 진피 상부는 켈로이드성 콜라겐 조직 부위를 전부 제거한 후 그 위에 덮음으로써 이식부나 피판으로 사용할 수 있다. 이 때에는 진피봉합은 피하고 표피만 봉합하여 이후의 염증성 반응이 일어나지 않도록 한다.

반복 부분 절제술 (Serial partial excision)

적응증

이 시술은 흉터의 크기와 탄력도, 주변 피부의 특성상 흉터 주변 구조물을 왜곡하지 않고 교정하기가 어려울 때 특별히 좋다.

치료 원리

통상적인 절개법을 사용하되, 흉터를 부분적으로 절개한 다음, 충분히 절제하여 주변의 피부를 신전시킨다. 이 과정은 흉터의 크기와 위치, 주변 피부의 상대적 탄력도에 따라 그 횟수가 결정된다. 두 번 이상의 시술이 필요하면, 절개 횟수를 줄이기 위해 조직 확장법을 보조적인 방법으로 고려해 볼 수 있다.

흉터의 불규칙화 (Scar irregularization)

이 방법은 특히 해부학적 중요 부속물을 지나는 경우, 왜곡된 경우, 또는 익상(webbed)된 경우의 긴 흉터에서 유용하다. 또한 긴 선형의 흉터 자국을 줄이는 데도 도움이 된다.

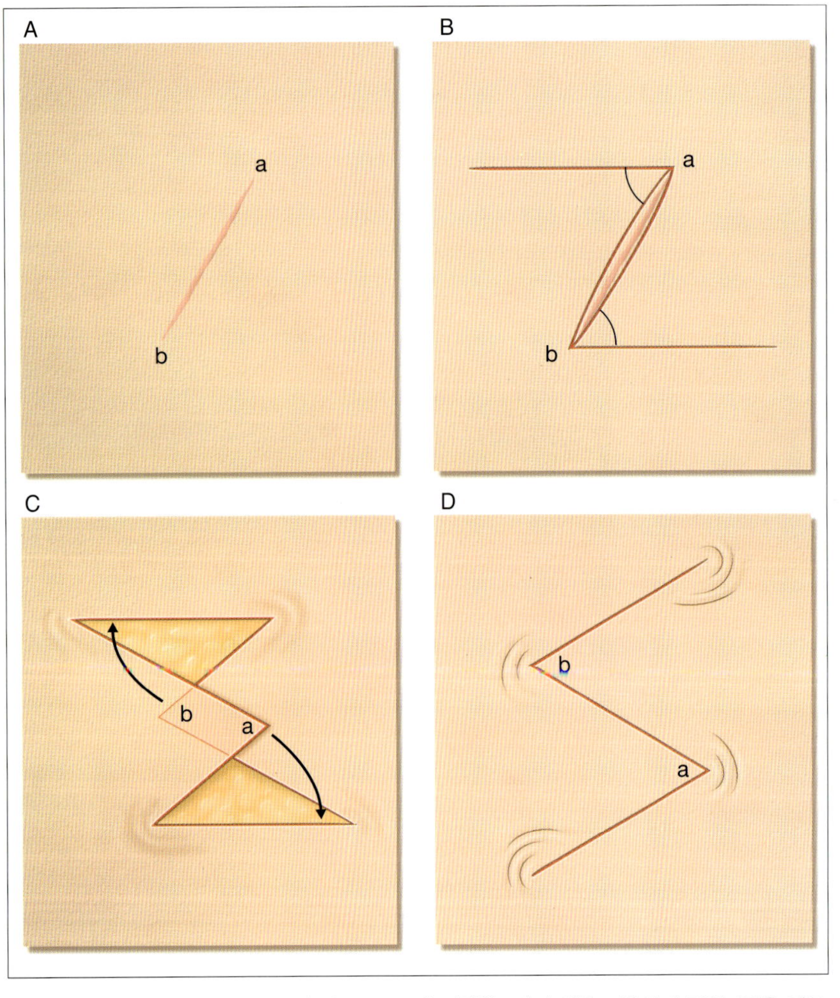

그림 3.6 Z-미용술. 흉터의 길이와 같고 RSTL과 평행한 2개의 변을 이용하여 전위피판을 만들어준다. (A) a-b 방향 흉터. (B) RSTL과 평행한 2개의 변에 해당하는 절개를 넣어 피판을 만든다. 60도 절개 시에 흉터길이의 75% 연장 효과를 얻을 수 있다. (C) 피판의 이동. (D) 결과적인 흉터의 자리이동

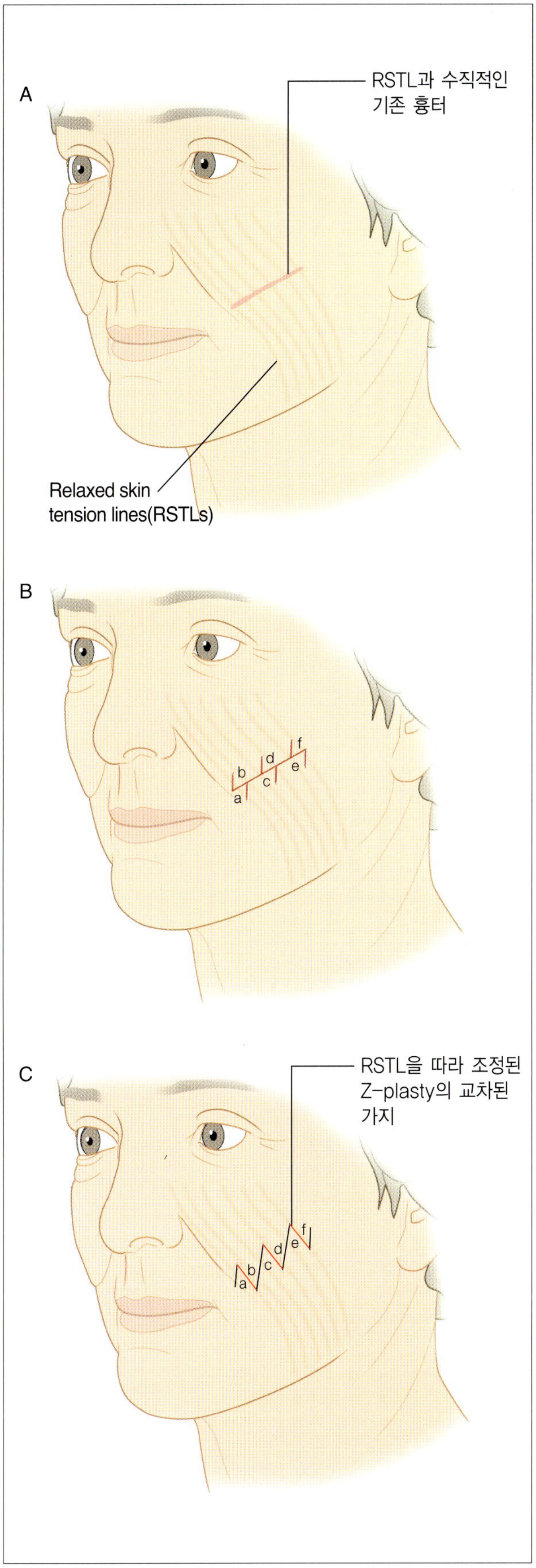

그림 3.7 연속적인 Z-미용술. (A) RSTL에 어긋나는 긴 흉터. (B) 여러 개의 Z-미용술을 시행. 각각의 절개된 변이 서로 겹쳐있다. (C) RSTL을 따라 새롭게 조정된 흉터(붉게 표시됨)

Z-미용술

이 시술은 삼각형의 피부 피판을 만들어 엇갈리게 교차시킴으로써 가해지는 장력과 수축에 의한 왜곡을 분산시키고, 흉터를 RSTL의 방향 내로 바꾸는데 사용된다.

적응증

이 시술은 수축된 흉터를 늘려주고 익상 및 갈림을 제거해 주며, 얼굴의 구조물을 재정렬하고 모발을 이용해 흉터를 감출 수 있는 여지를 제공하며, 길게 뻗은 흉터를 없애는 등 여러 가지 용도로 사용된다(다른 불규칙화 시술이 더 나은 결과를 보여줄 수는 있다).

치료 원리

흉터를 절개하기 전(그림 3.6) 길이 연장의 정도는 각 변이 형성하는 각에 의해 달라진다. 일반적인 길이 연장의 법칙은 각이 15도씩 커질 때마다, 흉터의 길이는 25% 연장된다는 것이다(표 3.3). 최종적인 흉터의 길이는 원래의 3배까지 늘어나게 되며, 여러 번의 Z-미용술을 반복하여 조직의 수축 정도를 줄일 수 있다(그림 3.7). 주변의 조직을 절개한 후 두 삼각형이 엇갈려 교차된다. 피판을 적절하게 분리하여 그 끝부분이 장력을 받지 않고 괴사되지 않도록 하는 것이 중요하다.

Z-미용술로 얻을 수 있는 추가적인 조직의 정도	
Angle of Z-plasty (degrees)	Percent tissue gain
30	25
45	50
60	75

표 3.3 Z-미용술로 얻을 수 있는 추가적인 조직의 정도

금기증

켈로이드에는 사용해서는 안 되는데 시술 후 켈로이드가 연장된 흉터를 따라 발생할 경우 시술 전보다 상태가 더 심각해지기 때문이다.

W-미용술

이 기술의 장점은 흉터의 길이를 연장시키지 않는 점에 있다. 비록 형성된 패턴이 좀 더 발견되기 쉬워서 꺾은선 흉터 봉합술(geometric broken line closure)보다는 교정의 효과가 떨어지지만, 빠르게 시술할 수 있는 장점이 있다.

적응증

W-미용술은 RSTL에 수직으로 길게 뻗은 흉터(>2 cm)나 뺨이나 앞머리, 하악부의 경계 등의 볼록한 부분의 흉터에 사용된다. 앞머리와 목 부위의 짧고 수축된 흉터에도 도움이 된다.

치료 원리

여러 개의 작은 삼각형의 피판(작은 'W')이 원 흉터 부위 각 편에 위치하여 두 편이 흉터 절개와 국소 절제 후 완전히 맞물려야 하기 때문에, 수술

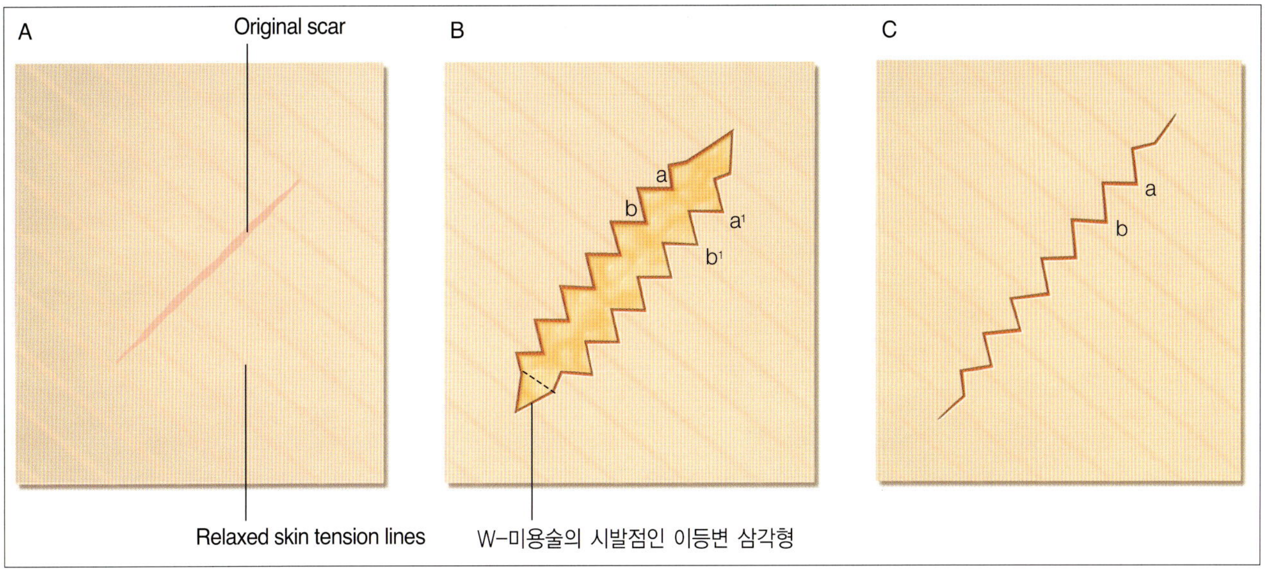

그림 3.8 W-미용술. (A) 직선 흉터. (B) 각 흉터 양 경계에 W 모양의 절개를 넣어 비정형화 시킨다. (C) 지그재그 모양으로 겹치게 만들어 흉터 선의 절반이 RSTL을 따라가도록 만든다.

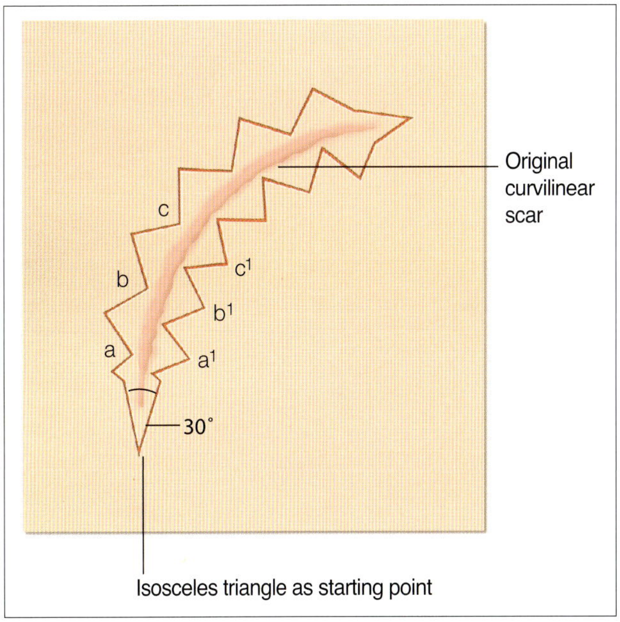

그림 3.9 곡선형의 흉터를 치료하기 위한 W-미용술. 30도의 각을 갖은 이등변 삼각형을 시작점으로 하여 평행하게 절개해 나간다. 안쪽의 절개의 각도가 더 예각이지만 절개 길이는 바깥쪽 절개 길이와 차이가 없다.

전 주의 깊은 계획 수립이 아주 중요하다. 삼각형의 변은 3~5 mm 정도로 되어야 하며 그 끝의 각도는 30도 이하가 되어야 개귀 현상(Standing cone, dog ear)을 막을 수 있다. 각 부분은 RSTL에 가능한 한 평행하게 하여야 최적으로 흉터를 감출 수 있다. 흉터조직은 반드시 완전 절개 및 절제하여 봉합에 장력이 가해지지 않도록 한다(그림 3.8). W-미용술은 곡선 모양의 흉터를 교정하는 데에도 사용할 수 있다(그림 3.9).

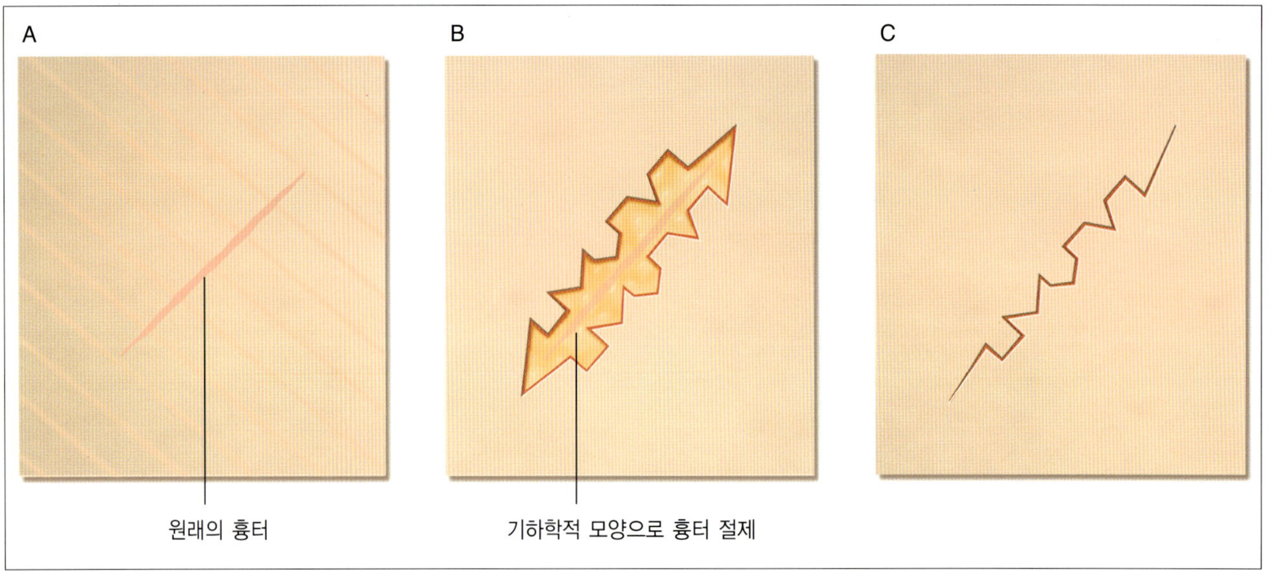

그림 3.10 GBLC. (A) 흉터. (B) 열쇠와 자물쇠 꼴로 구성된 비정형적인 기하학적 모양의 절개. 그림에서는 과장되어 표현되었지만, 실제로는 각각의 모양은 5~7 mm 정도의 크기를 가져야 한다. 날카로운 모양의 절개는 원형이나 타원형보다 결과적으로 눈에 잘 보이지 않는다. (C) 결과적으로 흉터가 눈에 띌 정도를 줄여준다.

금기증

피부의 이완성이 거의 없는 부위, 봉합이 어려운 곳.

꺾은선 흉터 봉합술 (Geomatric broken-line closure)

GBLC는 가장 정교한 흉터 교정 시술로서, 흉터의 길이 연장 없이 더욱 더 잘 숨겨지는(irregular irregularity) 흉터교정을 할 수 있다. 그러나 시술 시간이 길고 기술적으로도 어렵다.

적응증

W-미용술과 같이 이 시술은 RSTL에 수직이거나 가로로 길게 뻗은 흉터의 교정에 가장 좋다.

치료 원리

GLBC는 'W'를 만들기보다는 여러 가지 다양한 모양의 기하학적 피판(반대편의 상처조직에 거울상 이미지로 딱 들어맞게)을 이용한다. 기하학적 피판은 각각 다양한 모양을 가지고 크기는 약 3~7 mm 정도, 그리고 흉터의 경계에서 3~6 mm 정도 거리에 위치하여야 한다(그림 3.10). 교정 부위는 장력 없는 봉합을 위해 광범위한 박리가 되어야 하지만, 오래된 흉터의 깊은 부분은 남겨두어야 한다. W-미용술의 경우처럼, 그 피판의 끝 부분의 각이 30도 이하가 되거나, M-미용술을 하여 개귀(dog ear) 현상을 막아야 한다.

여드름 및 위축성 흉터 교정

다음 시술들의 적절성과 효율성은 교정될 위축성 흉터의 종류에 따라 결정된다.

피하 박리술 (Subcision)

이 시술 과정은 둥근접시모양 흉터(rolling scar)의 상부 조직을 끌어당기는 피하섬유 다발(SC fibrotic strand)을 끊는 원리를 기초로 하고 있다. 손상을 입은 조직은 추가적인 지원에 결함이 있는 상태에서 새로운 결합조직을 형성하게 된다. 콜라겐 형성은 시술 후 몇 달 동안 계속되며, 12개월이 지나면 50% 정도까지 둥근접시모양 흉터의 교정효과를 보게 된다. 다음에 언급하는 필러는 추후 함몰된 흉터의 개선에 쓰일 수 있다.

적응증

이 시술은 둥근접시모양 여드름 흉터(rolling acne scar)와 피부를 신장(stretch)시키면 개선되는 흉터를 교정하는데 가장 좋다.

치료 원리

3 cc 주사기에 장착된, 멸균된 18게이지의 $1\frac{1}{2}$ inch Nokor Admix needle(Becton Dickinson and Co, Franklin Lakes, NJ)을 삽입하는데, 블레이드(주사기 끝부분)를 피부 표면에 평행하게 위치시킨 상태에서 얕은 각도로 삽입한다. 바늘은 얕은 진피하층(superficial SC layer)이나 또는 깊은 진피층에 삽입되어야 한다. 다른 손으로는 바늘이 SC fibrotic strand를 끊기 위해 움직일 동안에 시술 부위를 안정되게 붙잡고 있어야 한다(그림 3.11). Fibrotic strand를 잘 끊어내기 위해서는 여러 위치에서 시술하는 것이 좋다. 시술 후 지혈을 위해 최소한 5분 동안은 강하게 압박해야 한다. 정도가 심한 경우는 피하 박리술을 6주 간격으로 3번까지 연속으로 실시할 수 있다.

문제 해결

혈종이나 비대 흉터 형성, 흉터 재형성이 부작용으로 일어날 수 있다. 만약 치유 중에 비대 흉터가 발생하면 병변 내에 triamcinolone 3.3~10 mg/cc를 흉터의 경도에 따라 조절하여 주사해서 병변 부위가 평평해지도록 만든다. 부작용의 위험성은 시술 횟수에 비례한다.

천공(펀치) 절제술 (Punch Excision)

적응증

이 시술은 송곳모양의 흉터 혹은 깊은 박스모양 흉터를 교정하는데 좋다.

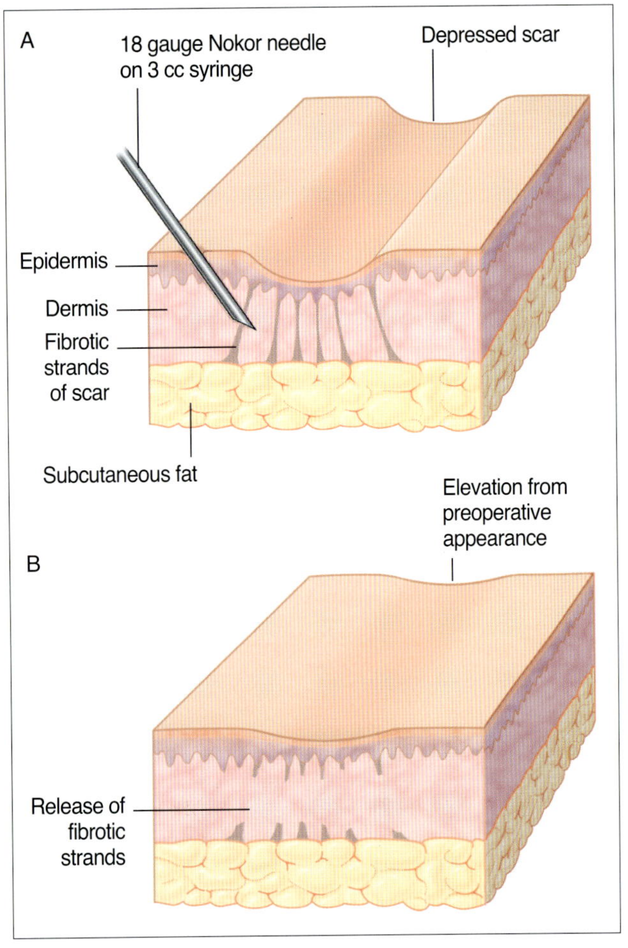

그림 3.11 둥근접시모양 여드름 흉터의 피하 박리술. (A) 피부 표면에 평행하게 바늘의 bevel 위치시키면서 예각으로 삽입한다. 이렇게 하여 흉터의 섬유화 끈을 끊어준다. (B) 시술 후 매끈해지고 상승된 흉터의 모습

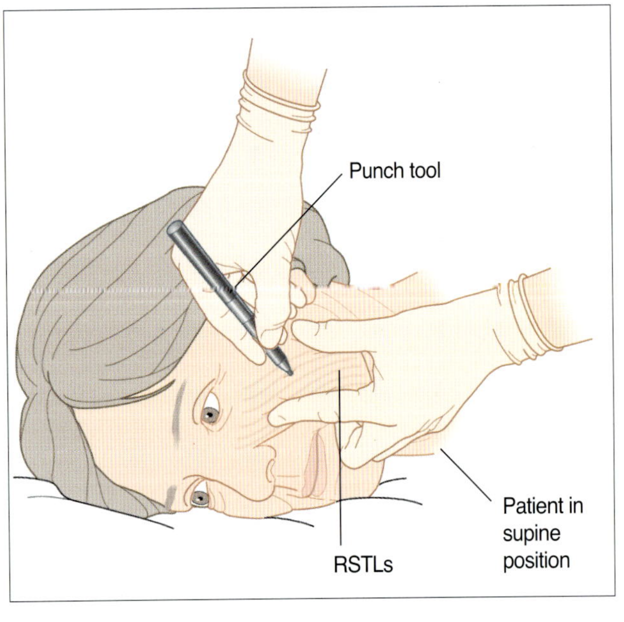

그림 3.12 펀치 절제술의 방법. 다른쪽 손이 RSTL에 수직으로 바깥으로 당겨주는 것을 주목하라. 펀치 도구는 흉터에 수직으로 찌른 다음 살짝 돌려주는 동작으로 사용한다.

치료 원리

시술을 계획할 때, RSTL에 수직으로 작용하는 외향성 장력(outward traction)을 이용하여 원형의 상처가 타원형으로 되어 RSTL에 평행하게 교합될 수 있도록(그림 3.12) 만든다. 흉터의 크기에 따라 1.5~3 mm의 천공을 이용해 전체를 교정할 수 있다.

천공 융기술 (Punch elevation)

천공 이식보다 좋은 점은 피부 색상과 결의 부교합이 없다는 것이다. 그러나 상처조직이 사용되기 때문에 색상과 결이 균일하지 않을 수 있다.

적응증

천공 융기술은 특별한 색상과 결의, 불균일성이 없는 넓은 박스모양 여드름 흉터(3 mm 이상)에서 가장 효과적으로 사용될 수 있다.

치료 원리

분화구 형태(crateriform) 흉터의 안쪽 직경에 천공할 직경의 크기를 맞춘다. 빠르게 돌리는 동작으로 천공을 실시하여 유착된 흉터를 떨어뜨리고 포셉으로 주변부 피부보다 조금 높게 올려 준다. 이후 하부조직에서 플러그(Plug)를 제거한 다음 Dermabond(2-Octyl Cyanoacrylate, Ethicon Inc., Somerville, NJ)나 Steri-Strips(3M Corp., St Paul, MN)와 같은 종이 테이프를 이용해 처리한다.

천공 이식술 (Punch grafting)

이 시술로는 발생할 수 있는 부작용이 많아 주로 이차적인 치료 방법으로 권장하는 편이다.

적응증

깊고 불규칙한 흉터나 결박된 상태의 박스모양 흉터의 경우에 좋다. 얼굴 부위에서 비교적 동적 움직임이 적은 앞이마와 같은 부위에 가장 좋으며, 입 주변부와 같은 곳은 좋지 않다.

치료 원리

이 시술은 천공 융기술과 유사하지만 원래의 상처 조직을 올려주는 것이 아니라 이식용 Plug를 이용한다는 점이 다르다. 흉터를 절개한 후, 원래의 플러그와 같거나 0.5 mm 정도까지 큰 플러그를 귓바퀴 뒷부분에서 가져와 이식한다. 이식용 플러그를 가져온 부위는 잘 봉합하고 시술 부위는 Dermabond나 Steri-Strips 같은 종이 테이프로 처리한다.

문제 해결

이식부의 적응도가 나쁘거나, 이식부의 돌출, plug의 색깔과 질감의 부교합으로 인해 이식부가 눈에 띄게 되는 결과가 발생할 수 있다.

필러

적응증

필러는 오목접시 형태(saucerform)의 여드름 흉터, 피부의 오목한 결손, 신전성이 좋은 흉터인 경우에 효과가 좋다. 흉터가 성숙될수록 그 시술의 결과도 좋아진다. 필러의 삽입으로 인해 국소적 손상을 입은 조직은 콜라겐을 생성한다. 그래서 필러로 처리된 흉터는 최초의 주입시보다 그 흉터의 깊이가 얕아지게 된다. 얼음송곳모양이나 수두자국(postvaricella) 흉터는 이들이 중요한 표피 구성요소를 갖고 있는 경향이 있어 치료에 잘 반응하지 않는다. 피부 필러의 위치는 그림 3.13에 제시해 놓았다.

필러의 종류

주입 가능제

콜라겐은 30게이지 주사침을 이용해 바늘끝을 올려서(bevel up) 환부에 주입한다. Bovine collagen(Zyplast, Zyderm, Inamed Corp, Santa Barbara, CA)을 사용하려면 피부 테스트가 필요한데, 약 3.5%의 환자에서 지연성 피부반응이 발생할 수 있기 때문이다. 교정은 3~18개월 정도로 지속되는데, 자가면역성질환의 병력을 가지고 있는 환자는 제외된다. 휴먼 콜라겐(Cosmoplast, Cosmoderm, Inamed Corp, Santa Barbara, CA)도 사용될 수 있는데 알러지 반응이 적은 반면, 그 효과는 짧아서 보통

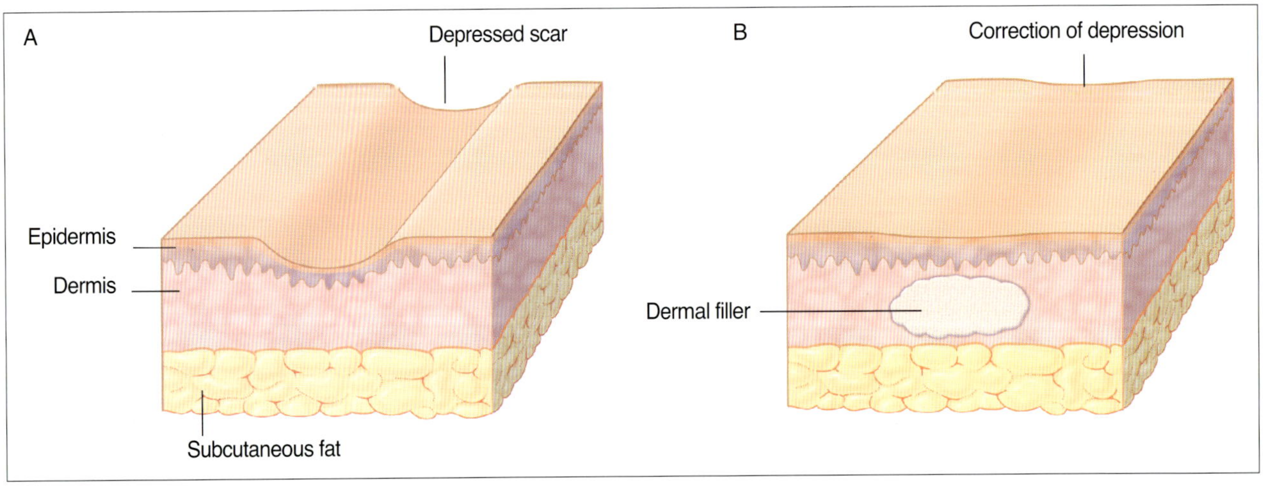

그림 3.13 함몰성 흉터에 사용하는 필러의 위치

3~4개월 정도 밖에 되지 않는다. 또다른 선택으로 히알루론산을 이용할 수 있는데, 이것은 알러지 테스트가 필요없고 휴먼콜라겐보다 오래 지속되어 6~8개월 정도 효과가 있다. 히알루론산은 Restylane(Medicis Aesthetics, Scottsdale, AZ;Q-med Laboratories, Uppsala, Sweden), Hylaform 또는 Captique(모두 Inamed Co9rp., Santa Barbara, CA) 형태로 사용할 수 있다. 히알루론산 제품들은 현재 Perlane(Medicis Aesthetics, Scottsdale, AZ;Q-med Laboratories, Uppsala, Sweden), Juvederm(Euromedical systems Ltd., Nottingham, England) 등과 함께 미국 FDA의 승인을 기다리고 있는 상태이다.

섬유화를 유도하는 입자가 더 많이 들어 있는 필러제품은 좀 더 오래 지속된다. 이러한 필러 중 몇 가지는 아직 FDA의 승인을 받지 못해 이 제품의 사용은 아직 비공식적으로 이루어지고 있다. 이 필러는 결정화를 피하고 주변부의 섬유화를 유도하기 위해 깊은 진피에 소량 주입된다. 좀 더 오래 지속되는 필러의 종류로는 Polymethylacrylate microsphere가 포함된 partly denatured bovine collagen(Artecoll and Artefill, Artes Medical Inc., Sandiego, CA), Poly-L-lactic acid(Sculpta Dermik Aesthtics, Aventis Pharmaceutiacals, Bridgewater, NJ), Calcium hydroxyapatite(Radiance, Bioform, Inc., San Mateo, CA), 그리고 medical grade silicon(Silikon 1000, Alcon Laboratories Inc., Fort Worth, TX) 등이 있다.

최근에는 인간의 피부에서 유래된 필러가 나오고 있다. 아직은 흉터에 사용하는 것에 대해 FDA의 승인을 얻지 못하였다. 환자에게서 추출된 콜라겐을 따로 배양하여 섬유아세포를 얻은 다음 Autologen(Collagenesis Inc., Beverly, MA), Isolagen(Isolagen Inc., Houston, TX)의 형태로 환자에게 연속적으로 주입한다. 무세포성 인간 사체의 피부도 동결 건조된 상태 혹은 주입 가능한 형태, 미세화된 형태로 사용이 가능한데, 여기에는 Alloderm과 Cymetria(Lifenell Corp., Branchburg, NJ) 등이 있다. 이런 무세포성 피부조직의 사용에 있어서 금기증은 젠타마이신 알레르기가 있는 경우, 콜라겐 관련성 혈관질환이 있는 경우, 이식반을 부위의 순환이 좋지 않은 경우이다.

깊은 결함이 있는 경우, 이식 가능한(implantable) 필러제품이 좀 더 긴 교정 기간을 나타낼 수 있지만, 감염이나 돌출과 같은 부작용의 위험성도 더 높다. 이런 필러제품으로는 expanded polytetrafuoroethylene인 GoreTex(W.L Gore and Associates, Flagstaff, AZ)나 SoftForm(Tissue Technologies Inc., San Francisco, CA) 등이 있다.

지방 이식

이 시술은 특수한 장비와 훈련이 필요하며, 시술의 효과가 지속되는 기간이 매우 다양하여 나타나며 평균적으로 이식된 지방의 약 50%가 흡수되는 것으로 알려져 있다. 무혈액성 황색 지방조직을 3 cc 주사기에 옮긴 다음 16~18게이지 주사침을 이용해 주입한다. 주사침을 흉터조직 내에 삽입한 다음 다시 빼내면서 지방을 주입한다. 이런 시술을 100% 교정이 될 때까지 반복한다. 흉터가 남는 경우는 드물며 6~12주 간격으로 반복하여 주입할 수 있다. 과교정은 불완전한 흡수 후 덩어리나 질감의 부교합을 일으킬 수 있다.

진피 이식

이 시술은 피하 박리술 부위 아래에 낭(pocket)을 형성시키고 그 낭 안에 정확하게 영구적인 후이개 피부 이식물을 넣는 방법이다. 비록 그 결과는 시술의 노련함에 의해 크게 좌우되지만, 이론적으로는 이식물을 쉽게 얻을 수 있으며, 거부 반응이 없고, 상부의 피부와 아래 흉터조직의 섬유밴드 사이를 영구적으로 벌릴 수 있어(spacer) 다양한 결함에 정확하게 대응할 수 있다는 장점이 있다.

시술 10~14일 전에 흉터를 18게이지 주사침으로 피하 박리(undermine)를 하여 육아조직의 형성을 촉진하고 초기 교정을 한다. 진피조직의 공여 부위로는 목이나 후이개 고랑 부위의 잘 안보이는 곳을 선택한다. 표피를 박피술, CO_2 레이저, 스칼펠 등으로 제거 후 3 mm의 천공이나 길고 얇은 선 형태로 깊은 근막층까지 이식편을 추출해 낸다. 이식편은 지방을 제거하고 식염수에 보관한다. 이식편은 흉터 부위에 형성된 낭에 맞게 조정하여 Stab incision 방법으로 위치시킨다. 낭을 봉합하기 위해서는 표피봉합을 이용한다. 진피 이식 시술에 대한 도해는 그림 3.14에 나타냈다.

박피술

초반에 시술된 박피술은 이상적인 결과를 얻을 수 있지만, 이 시술의 결과는 시술자의 노련함에 많이 좌우된다. 지금은 수술 후의 피부재생을 위해 박피술보다는 레이저를 이용하는 것이 보편적이다. 레이저 사용에 대한 내용은 이 책의 여러 장에서 나누어 서술하겠다.

적응증

박피술은 개별적인 각 병변(여드름, 수두, trapdoor)과 융기된 병변에

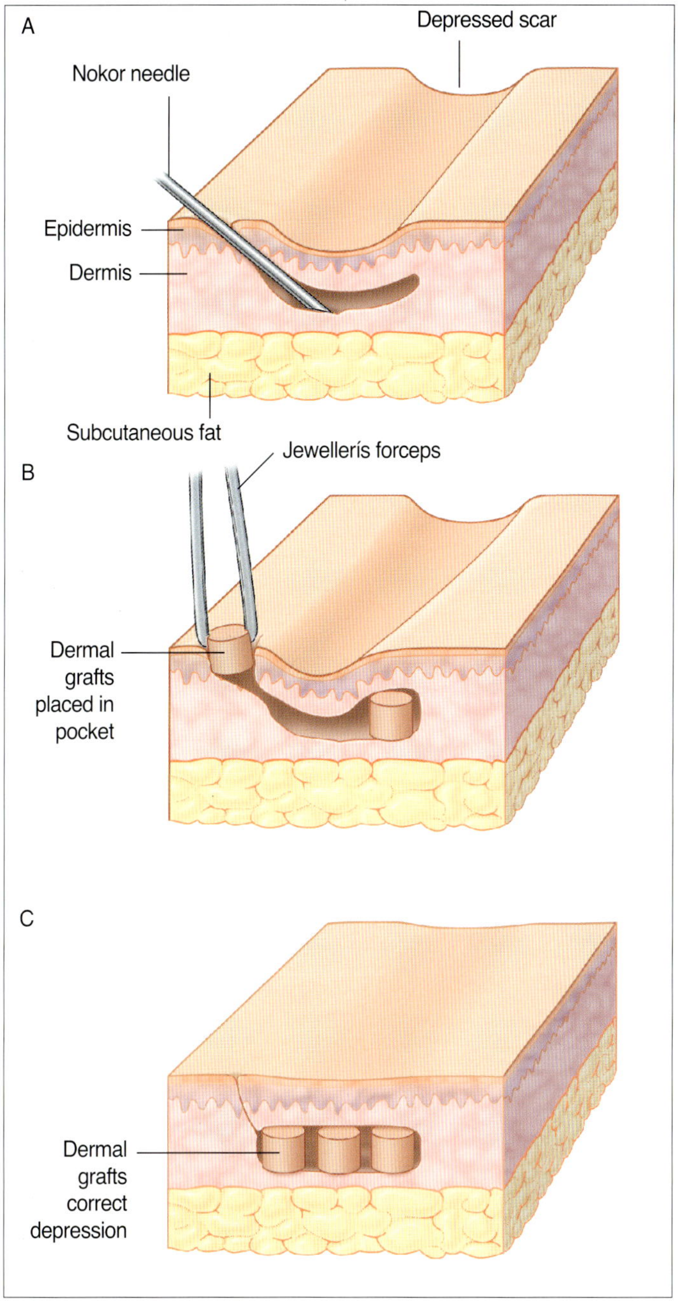

그림 3.14 피부 이식. (A) 시술 2주 전에 함몰성 흉터에 18게이지, 1.5 Nokor Admix 주사침을 이용하여 미리 손상을 준다. 손상 자극으로 인해 육아조직의 형성과 콜라겐 생성이 일어난다. Nokor 주사침으로 계속 절개를 넓어서 피부 이식물이 들어갈 자리를 만든다. (B) Jewler's forcep으로 피부 이식물을 공간 내로 삽입한다. (C) 이식물을 삽입하여 교정된 함몰성 흉터

사용하기도 하지만, 보통 흉터 교정술 후 6~8주 지나서 이차적인 과정에 사용하거나 불균일한 피부의 윤곽을 매끄럽게 하는데 많이 사용한다.

치료 원리

레티놀산이나 하이드로퀴논 4% 용액을 시술 1개월 전에 미리 사용하여 표피의 재형성을 촉진하고 염증 이후의 상대적인 과다색소증을 예방한다. 입자들이 시술 도중 에어로졸화 되어 공기 중에 퍼질 수 있기 때문에 모든 시술자들은 안전을 위해 대비해야 한다. 국소마취제(튜메선트 또는 냉각제)

의 사용으로 피부를 왜곡하지 않고도 단단한 표면을 얻을 수 있다. 치료 부위는 박피 기구에 방해가 되는 물질이 존재하지 않도록 잘 관리해 주어야 한다(모발, 천, 거즈 등).

박피 기구는 20,000~30,000 RPM으로 회전하는 모터가 장착된 도구로서 여기에는 가는 정도에서 거친 정도에 이르는 다양한 정도의 다이아몬드 와책(fraise)이 달려 있다. 이 도구를 회전면에 90도가 되도록 잡고 회전 방향에 맞추어 전진시키며 박피술을 시행한다. 흉터를 신속하게 연마해 내어, 중간 유두 혹은 깊은 유두층까지만 연마되도록 한다. 이는 망상진피나 부속구조물을 보존하여 흉터를 만들지 않고 재상피화되도록 해야 하기 때문이다. 그리고 박피된 부위의 주변부가 박피면에서 정상 피부면으로 서서히 이행되도록 조절하여야 한다. 얼음 거즈로 출혈을 억제한다. 시술 후 5~7일 이내에 재상피화가 이루어지지만, 홍반은 보통 2~3개월 지속된다.

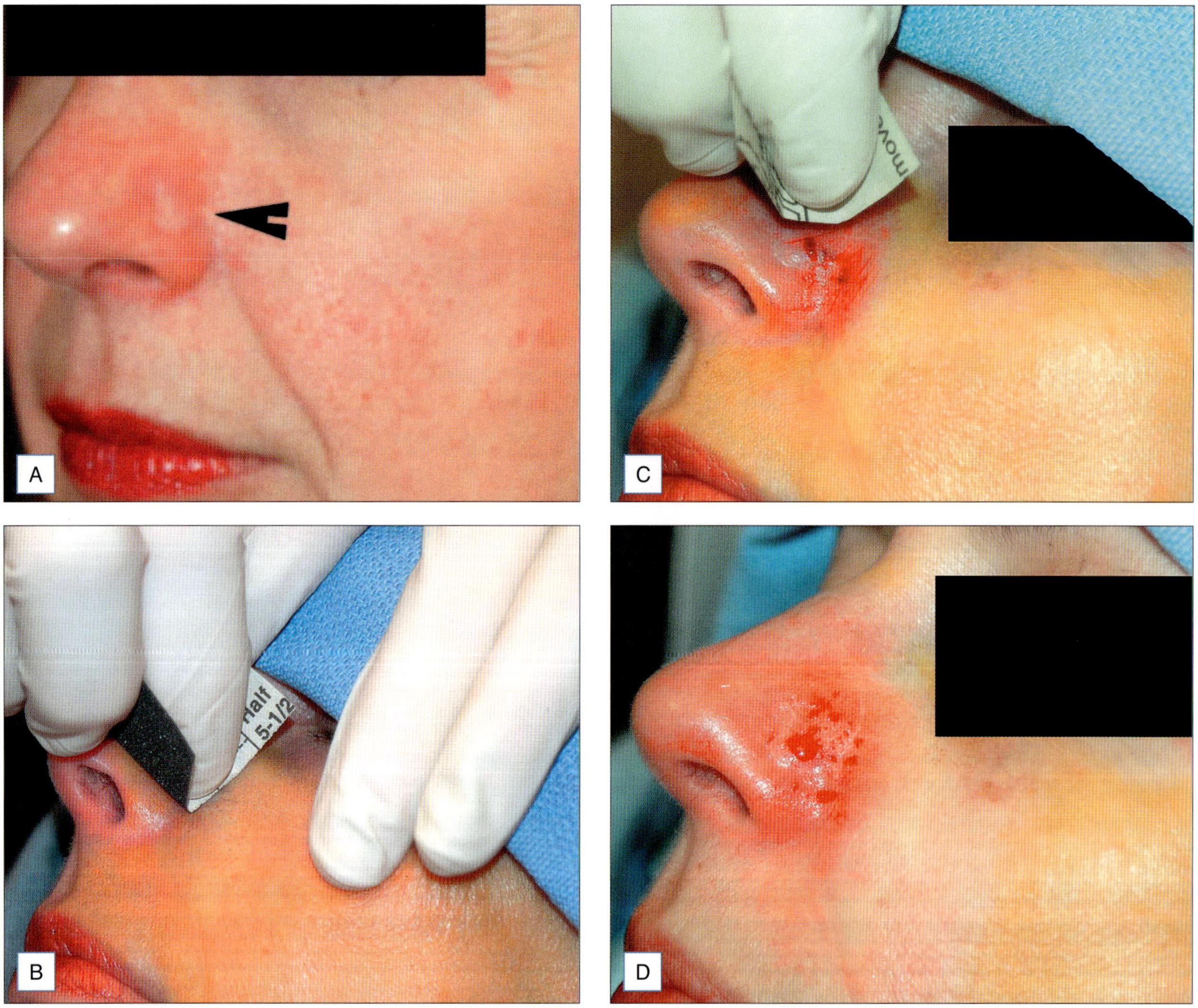

그림 3.15 사포를 이용해 피부박피술을 시행하여 교정한 흉터의 사진. (A) 코 옆부분에 있는 융기성 흉터 (화살표). (B) 사포 시술. (C) 시술 중의 흉터. (D) 시술 직후의 흉터. 점상의(pinpoint)의 출혈이 특징적이다.

금기증

활성화된 헤르페스성 병변이거나 시술 이전 해에 이소트레티노인(isotretinoin)으로 치료받은 경력이 있는 환자의 경우, 이 시술은 염증 후 색소 병변을 일으킬 위험이 있다.

수동 사포 박피술 (Dermasanding)

적응증

수동 사포 박피술은 박피술과 동일한 경우에 사용할 수 있다. 이 방법은 좀 더 간단하고 저렴하며 기구를 이용한 박피술과 달리 박피로 인한 각종 조직의 입자들과 혈액이 공기중으로 퍼지지 않는 장점이 있다.

치료 원리

흉터 부위에 멸균한 방수 실리콘 탄화물 사포(carbide sandpaper)를 가볍게 문질러 준다. 사포는 손가락이나 3 cc 주사기에 말아서 안정감 있게 이용한다. 200 grit의 사포로 시작하여 점상의 출혈이 발견되면 400 grit의 사포로 박피를 진행한다. 국소 리도카인 1%와 에피네프린을 사용하여 압박하여 지혈한다. 그림 3.15에 사포를 이용한 박피술이 나타나 있다. 후 염증성 과다색소침착이 발생할 수 있으나 시간이 지나면 좋아진다. 술전이나 술후에 국소적으로 하이드로퀴논을 사용하면 위험성을 낮출 수 있다.

결론

이 장에서 살펴보았듯이, 수많은 외과적 시술이 흉터 교정에 이용된다. 몇 가지 방법은 특정한 흉터를 치료하는데 적합하고, 몇 가지 방법은 조합하여 사용하면 더 좋은 결과를 얻을 수도 있다. 기본적인 외과적 교정 시술을 이해함으로써 보다 효율적이고 안정감있게, 미용적으로 바람직한 흉터 교정을 시행할 수 있을 것이다.

참고문헌

Brodland D 1998 Complex closures. In: Ratz JL. Textbook of Dermatologic Surgery Philadelphia, Lippincott-Raven, pp 183 – 200

Gold MH 2003 Dermabrasion in dermatology. American Journal of Clinical Dermatology 4:467 – 471

Kaplan B, Potter T, Moy RL 1997 Scar revision. Dermatologic Surgery 23:435 – 442

McGillis ST, Lucas AR 1998 Scar revision. Dermatologic Clinics 16:165 – 180

Mostafapour SP, Murakami CS 2001 Tissue expansion and serial excision in scar revision. Facial Plastic Surgery 17:245 – 251

Poulous E, Taylor C, Solish N 2003 Effectiveness of dermasanding (manual dermabrasion) on the appearance of surgical scars: A prospective randomized, blinded study. Journal of the American Academy of Dermatology 48(6):897 – 900

Rodgers BJ, Williams EF, Hove CR 2001 W-Plasty and geometric broken line closure. Facial Plastic Surgery 17:239 – 244

Schweinfurth JM, Fedok F 2001 Avoiding pitfalls and unfavorable outcomes in scar revision. Facial Plastic Surgery 17(4):273 – 277

Swinehart JM 2001 Dermal grafting. Dermatologic Clinics 19(3):509 – 522

Thomas JR, Prendiville S 2002 Update in scar revision. Facial Plastic Surgery Clinics of North America 10:103 – 111

Tsao SS, Dover JS, Arndt KA, Kaminer MS 2002 Scar management: Keloid, hypertrophic, atrophic and acne scars. In: Kaminer MS, Dover JS, Arndt, KA (eds) Atlas of Cosmetic Surgery. Philadelphia: WB Saunders Co., pp 433 – 459

4 레이저 및 다른 에너지원을 사용한 흉터 치료

Treatment of Scars with Lasers and Other Energy Sources

Keyvan Nouri, Maria Patricia Rivas, Christopher J. Ballard

서론

치료의 대상이 되는 질환

거의 대부분의 사람들은 일생 동안 예상치 못했던 외상, 염증, 화상 또는 피부 절개를 요하는 수술로 흉터를 가지고 있다. 흉터의 원인을 떠나서, 상처치유 과정의 결과는 정상적인 흉터 혹은 비대 흉터, 켈로이드 또는 위축흉터와 같은 병적인 흉터를 남긴다.

초기에 정상적인 흉터는 홍반성이고 불규칙한 표면을 갖는다. 그러나 상처치유 과정이 진행되면서 성숙된 흉터는 피부와 비슷한 색깔을 띠며 표면은 점점 균형이 잡히고 평평해진다. 정상적인 흉터의 조직학은 유리화된 콜라겐이 피부 표면과 평행하게 놓여지며 탄성 섬유는 감소되어 있다.

비대 흉터는 빨갛고 융기된 단단 흉터로 절개 부위 혹은 원래 손상 부위에 국한되어 있다. 흉터는 주로 직선이며 대부분이 소양감과 같은 이상감각을 동반한다. 비대 흉터는 보통 범위가 좁고 손상 후 한 달 내에 나타나며 계속 자라거나 시간이 지나면서 안으로 말려 들어간다. 비대 흉터는 몸 어디에나 나타날 수 있다. 그러나 지속적인 압력 하에 있거나 팽팽하게 당겨지는 곳에는 더 많이 발생한다.

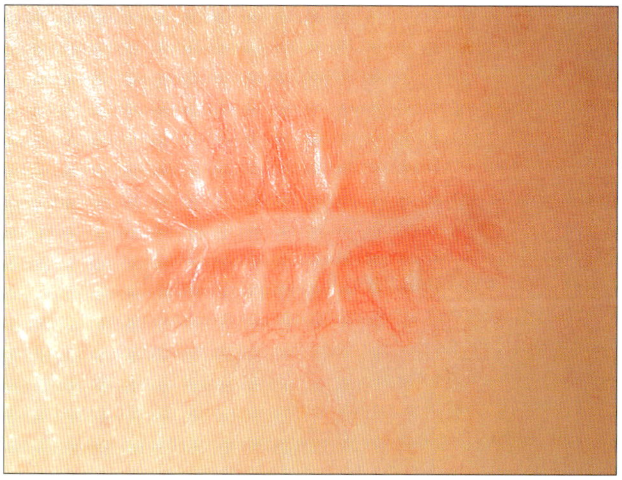

그림 4.1 비대 흉터 : 절개면에 제한된 융기성, 홍반성의 흉터

켈로이드는 임상적으로 보라색 결절(purple nodule)로 원래 손상 부위 경계를 벗어나는 것이며 이상감각과 연관지을 수 있다. 자주 형태를 잃으며 기능적 장애를 야기할 수 있다. 켈로이드는 최초의 피부 손상으로부터 일주일이나 몇 년 내에 나타난다. 이것이 가장 많이 나타나는 장소로는 귓불, 앞가슴부분, 어깨, 그리고 등의 상부이다. 흉터를 남기는 보통의 피부 손상 외에도 켈로이드는 귀뚫기, 찰과상, 문신과 백신 접종 등에 의해서도 나타난다. 켈로이드는 자연적으로 없어지지 않아 완전한 치유는 어렵고 재발률이 높아 치료 몇 년 후에 나타날 수도 있다. 가족력과 인종에 따라 켈로이드 형성이 다르며 피부 색깔이 진할수록 그 확률이 높다.

과도한 콜라겐 축적과 흉터조직 형성에 의해 형성된 비대 흉터와 켈로이드와는 다르게 위축흉터는 진피 위축과 섬유화가 동반된 결합조직의 파괴의 결과이다.

위축흉터는 흔히 여드름의 과거력이 있는 환자에게서 보이나 대상포진, 수술과 외상과 같은 다른 상황도 위축흉터를 형성할 수 있다. 최근에는 여드름 흉터를 세 형태로 분류했는데, 그것은 얼음송곳 모양의 흉터(icepick scar), 둥근접시 모양의 흉터(rolling scar), 박스모양의 흉터(boxcar scar)로 흉터의 너비, 깊이, 그리고 삼차원 구조를 이용하여 구분하였다. 얼음송곳 모양의 흉터는 깊고, 너비는 진피로 침투하면서 줄어든다. 둥근접시 모양의 흉터는 넓은 표면에 가장자리가 피부의 '말림' 형태를 보인다. 넓은 표면을 갖는 박스모양의 흉터는 잘 그려진 수직 경계로 국한되어 있다.

어떤 종류의 흉터이든 그 생리학적 부담으로 인해 환자와 의사는 모두

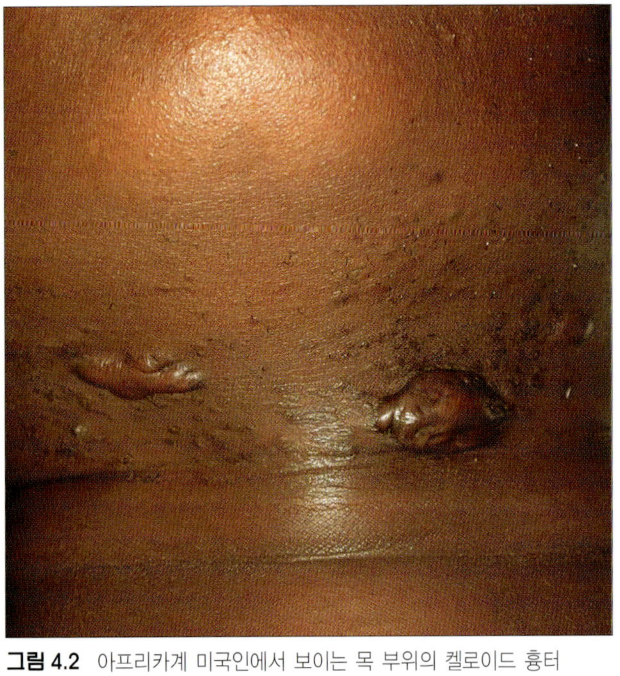

그림 4.2 아프리카계 미국인에서 보이는 목 부위의 켈로이드 흉터

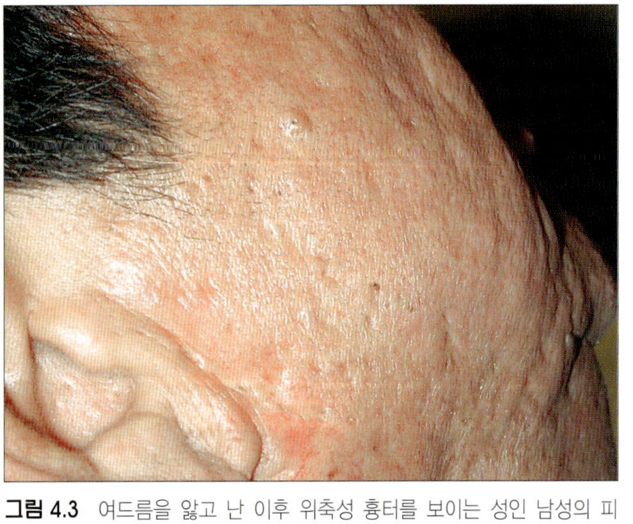

그림 4.3 여드름을 앓고 난 이후 위축성 흉터를 보이는 성인 남성의 피부. 대부분의 흉터는 얼음송곳 모양의 형태이다. 둥근접시 모양의 형태도 조금 볼 수 있다.

미용적인 모양 이상으로 새로운 흉터 교정 대안들을 항상 모색하고 있다.

대체적으로 흉터의 종류에 따라 치료 방법을 선택하는데, 여기에는 수술, 냉동치료, 전기소작과 건조, 진피찰과상, 병변 내 코르티코스테로이드, 5-FU, 국소 이미퀴모드(imiquimod), 방사선, 그리고 레이저가 있다. 흉터 치료로 사용되는 레이저 중에서는 CO_2, erbium: yttrium-aluminum-garnet(Er:YAG), pulsed-dye 레이저(PDL), neodymium:yttrium-aluminum-garnet(Nd:YAG)과 부분적 피부재생이 있다.

시간이 지남에 따라 위의 치료 방법들 중에서 몇 가지는 부작용과 결과 불량으로 인기가 떨어졌으며 반면에 몇 가지는 아직도 단독으로 또는 다른 방법들과 함께 사용되고 있다. 현재는 PDL이 비대 흉터와 켈로이드 치료에 레이저 중에서는 최선으로 사용되고 있다. 위축성 여드름 후 흉터에는 CO_2와 Er:YAG 레이저로 피부재생, 그리고 부분적 피부재생 레이저와 같은 새로운 치료법들이 사용되고 있다. 새로운 피부재생, 회춘 방법인 플라스마 피부 회춘은 아마도 조직 불규칙성을 조정하는 데에 효과적인 방법으로 대두될 것이다.

환자 선택

흉터가 있는 환자는 정신적인 부담과 함께 사회성 회피 현상까지 보여 치료를 모색하게 된다. 또한 소양감과 이상감각과 관련된 증상의 발현되는데, 특히 비대 흉터와 켈로이드가 있는 환자로 하여금 의학적 주위를 찾게 된다.

환자 특이사항으로는 피부의 형태, 흉터의 나이, 색깔과 병변의 수 같은

흉터 종류에 따른 치료법 종류

흉터종류	레이저 장비	비레이저 치료
비대 흉터 또는 켈로이드	Pulsed-dye laser Q-switched Nd:YAG 532 nm	Intralesional 5-FU Occlusion (silicone gel sheets) Intralesional steroids Topical imiquimod
위축 흉터	Ablative lasers: CO_2 laser Er:YAG Fractional resurfacing Nonablative lasers: Nd:YAG 1320 nm Diode 1450 nm Q-switched Nd:YAG 1064 nm Erbium glass 1540 nm	Punch excision Punch elevation Subcision Dermal fillers Dermal grafting Plasma resurfacing

표 4.1 흉터 종류에 따른 치료법 종류

병변 특이 사항들은 흉터 치료시 레이저와 같은 치료 대안을 모색할 때에 고려되어야 한다.

피부의 긴장도는 레이저로 흉터를 교정할 때 가장 고려해야 할 중요한 요인이다. 피부의 긴장도는 치료의 결과에 굉장한 영향을 미치며 옅은색 피부의 소유자가 전체적인 반응도가 높고 색소침착과 같은 부작용도 적다. 짙은색 피부의 소유자에게 사용할 때에 표피 멜라닌이 레이저 빛 흡수에 경쟁적으로 작용해 병변으로 가는 레이저는 감소하고 피부 색소가 침착하는 변화가 일어난다. 환자에게 이런 점들에 대해 구체적으로 알려주어야 한다. 그리고 어떤 전문가들은 부작용을 최소화시키고 적정 용량을 알기 위해서 test spot을 사용하도록 제안하고 있다. 많은 전문가들은 피부 타입 Ⅳ~Ⅵ를 갖는 환자를 치료할 때에는 낮은 에너지를 사용해야 하고 그 결과 기대되는 결과를 위해서는 치료 횟수를 늘려야 한다고 한다.

흉터의 종류를 평가할 때에는 병변의 오래된 정도와 수를 보아야 하는데, 이것은 레이저 치료의 가능성을 보기 위함이다. 비대 흉터는 형성된지 보통 1년 이하이며, 붉은 모습을 보이면 PDL 치료에 이상적이다. 위축성 흉터의 경우에도 병변의 수는 조사해 보아야 한다. 병변이 몇개 안 되면 점 재생술(spot resurfacing)이 고려될 수 있고 다발성의 산발적인 흉터는 미용적 단위의 전체가 레이저 치료를 받는 것이 좋다.

상처치유 과정

상처치유 과정은 (1) 염증, (2) 증식, (3) 재형성의 세 단계로 나누어진다. 손상이 일어나면, 염증 단계가 지혈의 활성화와 보체 연쇄증폭반응과 같이 시작된다. 프로스타글란딘, 보체인자, IL-1의 화학주성 인자는 중성구와 대식구의 염증세포의 이동을 자극한다. 이 세포들은 상처의 죽은 조직 제거술을 개시하며 대식세포는 사이토카인과 TGF-베타와 PDGF 등의 성장인자를 분비하면서 상처치유의 기질을 형성한다. 섬유아세포, 내피세포와 각질세포가 상저 부위로 이동하는 것은 증식 단계의 시작을 의미한다. 섬유아세포는 콜라겐 Ⅲ형과 Ⅰ형, 섬유결합소, 탄력소와 프로티오글리켄으로 구성된 세포외기질 형성에 중요한 역할을 한다. 각질세포는 상처의 재상피화와 기저막을 재구성한다. 상처 기저면에 있는 내피세포의 존재는 저산소증과 혈관형성인자 FGF에 의해 촉진되며 새 혈관을 형성한다. 콜라겐과 프로티오글리켄의 재형성은 성숙 단계에 일어난다. 이 과정에서 히알루론산은 콘드로이틴-설페이트(chondroitine-sulfate)와 데르마탄-설페이트(dermatan-sulfate)와 같은 글리코사미노글리켄(glycosaminoglican)에 의해 대치된다. 콜라겐 Ⅰ형과 Ⅲ형 모두 상처치유 과정에서 증가하나 흉터는 지속적으로 성숙하고 재형성은 일어나며 콜라겐 Ⅲ형은 감소한다.

비대 흉터와 켈로이드의 병리학적 기전

상처 치유과정을 방해하는 것을 비대 흉터와 켈로이드 형성과 연관이 있으나 그 정확한 기전은 아직 밝혀지지 않았다. 과도한 흉터조직의 형성은 기질의 과도한 축적, 콜라겐 분해의 감소, 또는 이 두 가지 모두에 의해서 일어난다.

켈로이드 내의 섬유아세포는 자극에 대해 비정상적인 반응을 보여 높은 농도의 콜라겐, 특히 I 형을 생성한다. 반면에, 비대 흉터 내의 섬유아세포는 성장 인자에 대해 정상적인 반응을 보여 중증도의 콜라겐 합성을 보인다.

TGF-베타의 콜라겐과 섬유결합소 증가와의 관련은 과도한 흉터 형성과 연관되어 있다. 또한 이런 흉터 내의 콜라겐은 소용돌이 배열이고 유리화된 다발이다. 신생혈관과정이 정상적인 흉터 생성 과정에서 성숙 단계에 없어져도 켈로이드와 흉터는 지속적인 신생혈관 형성 때문에 충혈이 계속적으로 보인다. 비대 흉터 생성에 연관된 다른 인자들에는 히알루론산, 프로티오글리켄과 비만세포 등이 있다.

위축흉터의 병리학적 기전

위축흉터는 여드름의 과거력이 있는 환자에게서 많이 볼 수 있지만, 대상포진, 수술, 그리고 외상에 의해서도 형성된다.

여드름 병변은 보통 각질세포에 의해 막힌 모지 주머니에서 형성된다. 다음으로 폐쇄되거나 개방된 면포가 형성되고 나중에 염증이 일어난다. Propionibacterium acnes는 염증 여드름에는 필수적이다.

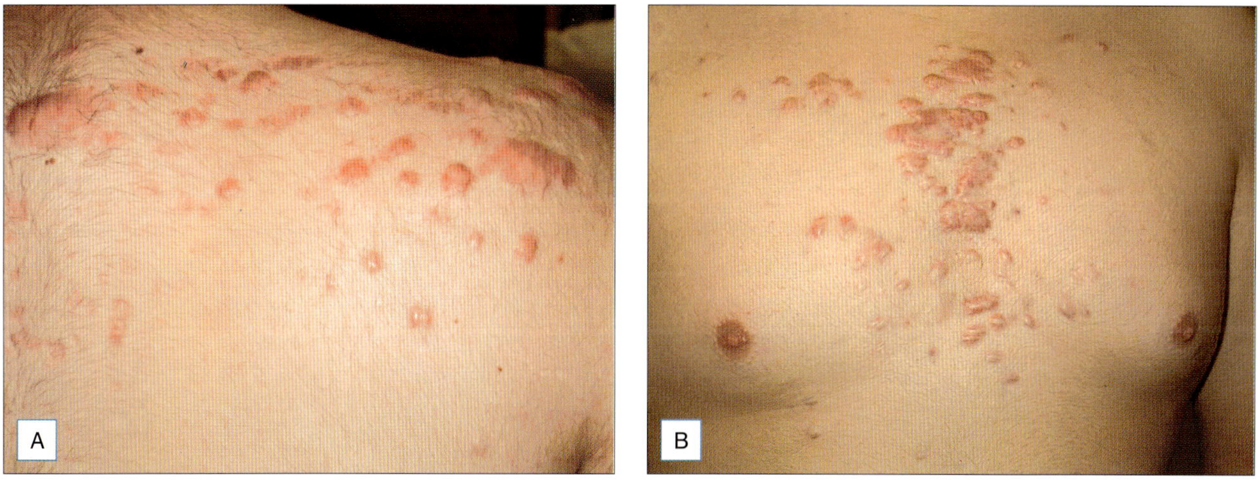

그림 4.4 백인종에서 보이는 켈로이드성의 여드름 흉터. (A) 등. (B) 가슴

주머니가 얇아지는 것은 외부물질반응과 보체연쇄증폭반응에 의한 모낭주머니가 파열된 결과이다. 이 시점에서 염증반응을 막기 위한 표피 피막화가 일어난다. 염증의 정도가 위험도와 여드름 후 흉터 형성을 결정 짓는다.

이런 방법으로 여드름 흉터는 깊은 염증 반응에 의해서 생성되고 진피의 위축과 섬유화가 동반된 결합조직의 파괴와 손실을 초래한다. 성숙단계에서 흉터는 수축하여 표면층을 잡아당겨 피부의 함몰을 만든다.

여드름이 발생한 후에 생기는 흉터에는 위축성 흉터가 가장 흔하지만 어떤 환자들은 비대 흉터와 켈로이드를 나타내기도 한다.

기대효과

Pulsed-dye 레이저

PDL은 혈관 특이 레이저군에 속한다. PDL의 파장은 585~595 nm을 갖으며 혈관종이나 포도주색반점(port-wine stains) 같은 혈관병변을 치료하기 위해 고안되었다.

PDL은 처음에는 아르곤 유도 흉터 치료에서 홍반과 피부결이 향상되자 흉터 치료에 유용하다고 알려졌었다. 몇 년 동안의 많은 연구들에서 비대 흉터와 켈로이드를 치료할 때 흉터 홍반, 결, 높이, 유연성과 소양감도 줄여주었다고 보고하였다. 화상 흉터에는 PDL 치료로 심한 소양감이 매우 향상되었다고 보고되었다.

흉터의 향상이 한 두 번의 PDL 치료에 의해 이루어졌다고 보고된 경우가 57~83%이다.

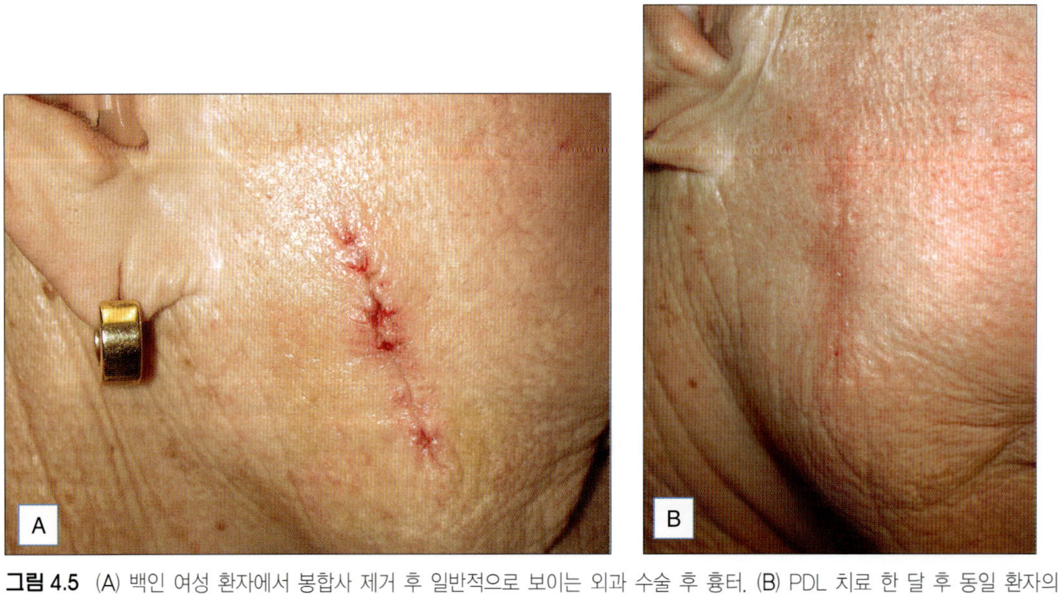

그림 4.5 (A) 백인 여성 환자에서 봉합사 제거 후 일반적으로 보이는 외과 수술 후 흉터. (B) PDL 치료 한 달 후 동일 환자의 흉터 모습

PDL이 흉터를 치료하는 기전은 아직 알려지지 않았다. 그러나 미세혈관 파괴와 그 결과로 허혈이 영양 결핍과 콜라겐 축적을 방해한다는 이론이 제안된 적은 있다. 다른 가설들로는 비만세포수의 증가와 히스타민 분비의 증가가 진피 콜라겐과 이중황결합과 콜라겐 분해를 방해한다는 것이다.

최근의 분자학적인 연구에 의하면 PDL 치료 후 켈로이드의 퇴행은 섬유아세포 증식의 억제, matrix metalloproteinase-13의 상향조절, 아포토시스와 마이토젠 활성화된 단백질 활성효소(kinase) 활성의 유도와 TGF-β1의 하향조절이 연관되어 있다고 한다.

일반적으로 흉터의 홍반, 높이, 유연성 그리고 소양감과 같은 연관된 증상의 완화는 PDL로 치료할 수 있다.

Carbon dioxide(CO_2) 레이저

Carbon dioxide(CO_2) 레이저는 10,600 nm 파장의 빛을 방출하며 수분을 포함하는 조직을 표적으로 삼는다. 본래 Carbon dioxide(CO_2) 레이저는 지속적인 파장 방식으로 만들어져서 지속적인 직선빛 방출을 가능하게 했다. 지속적 파장 방식은 피부를 레이저 에너지에 상당 시간 동안 노출시켰으며 그 결과 표적으로 삼지 않았던 피부까지의 손상이 일어나 피부괴사와 흉터가 형성되었다. 이것은 박동성 방식(pulsed mode)과 스캔 Carbon dioxide(CO_2) 레이저 기구의 발달로 이어졌다. 박동성 방식은 짧은 기간 동안의 고에너지의 박동을 형성해 합병증을 줄이고 조절이 쉬운 표적조직의 절제를 가능하게 하였다.

치료하는 의사는 치료의 대상이 되는 레이저가 표적조직의 표면 위로 지나가는 횟수와 사용할 에너지에 따라 조직의 깊이와 양을 조절할 수 있다. 레이저로 한 번 지나가는 것으로 20~60 ㎛ 깊이의 조직이 증발되고 추가적인 괴사가 20~50 ㎛ 일어난다.

Jordan 등의 논문 재평가에는 Carbon dioxide(CO_2) 레이저 피부 재생술로 25~90%의 위축흉터의 향상을 보고하였다. Alster와 West는 고에너지, 짧은 박동의 Carbon dioxide(CO_2) 레이저로 평균 81.4%의 임상적인 향상을 나타낸 중등도에서 중증도의 여드름 흉터가 있는 50명의 환자를 대상으로 조사해서 보고하였다.

콜라겐 수축, 콜라겐 신생, 콜라겐 재형성이 Carbon dioxide(CO_2) 레이저 피부 재생술의 장기적 임상 향상의 주요 인자로 보고 있다.

Er:YAG 레이저

짧은 펄스의 Er:yttrium-aluminum-garnet(Er:YAG) 레이저는 2940 nm의 파장과 펄스 지속 기간은 250 ㎲ 그리고 CO_2 레이저 보다는 높은 흡수 상수를 갖고 있어 12~18배 더 많이 수분을 보유하는 조직에 의해 흡수된다. 부작용은 줄이고 CO_2에 버금가는 임상 결과를 얻기 위해 고

안된 것이었다. 이 레이저는 평균 2~5 ㎛ per J/cm²을 통과하고 열적 괴사가 10~15 ㎛로 퍼진다. 열적 괴사의 제한에 의해 혈관 응고는 최소가 되므로 지혈이 잘 되지 않는다. 또한 콜라겐 수축이 제한되어 있어 임상적 결과의 의의는 별로 중요하지 않다. 반면에 조절된 방식에 의한 조직 절제와 제한된 주위 조직의 열적 괴사는 CO_2 보다는 더 적은 부작용과 빠른 회복을 보였다.

짧은 펄스의 Er:YAG 레이저의 제한점을 극복하기 위해 이중 방식의 Er:YAG 레이저가 개발되었다. 더 깊은 조직 절제를 가능하게 하고 수술 중 지혈을 향상시키며 동시에 콜라겐 수축도 증가시킨다.

Jeong 등의 연구는 긴 펄스의 Er:YAG 레이저의 효과를 오목 얼굴 여드름을 가진 35명의 환자에게서 평가하였다. 사진 평가로 두 명의 독립된 의사들은 평균 71%에서 임상적 향상을 보고하였다. Tanzi와 동료에 의해 행해진 더 최근의 연구에서는 중등도에서 고도의 위축성 여드름 흉터를 갖고 있는 25명의 환자를 이중 방식 Er:YAG 레이저로 치료하였다. 치료 후 12개월에 평균 2.16로 향상을 보였다(점수 범위: 1~3, 점수 2는 51~75% 향상을 의미).

Woo 등은 최근에 짧은 펄스, 변동 박동(variable pulsed)과 이중 방식 Er:YAG 레이저를 다른 종류의 위축성 여드름 흉터 치료에 이용하였다. 그들의 결론은 둥근접시 모양의 흉터와 깊은 박스모양의 흉터를 치료할 때에는 긴 펄스 Er:YAG 레이저가 더 효과적이라는 것이었다. 그리고 얕은 박스모양의 여드름과 얼음송곳 모양의 흉터는 어느 종류의 Er:YAG 레이저이든 치료는 성공적으로 이루어졌다.

안면 위축 흉터의 치료에 Er:YAG를 사용하니 평균 시각적으로 임상 향상이 50% 향상되었다.

어떤 레이저 수술자는 현재 CO_2와 Er:YAG 레이저 모두를 같은 환자의 안면 피부 재생술에 사용하고 있다. 총 24명의 환자가 안면 피부 재생술을 위해 CO_2/Er:YAG 레이저 병용으로 치료 받았다. 30개월 후 그들에게 경험담과 치료의 결과에 대해 질문하였더니 총 71%의 환자들은 다시 같은 치료 과정을 겪겠다고 하였고, 88% 환자들은 자신들의 모습이 향상되었다고 하였다. 환자들은 최종적인 모습을 0~3의 척도로 매겼다.

비절제성 (Nonablative) : Diode 1450 레이저와 Nd:YAG 1320 레이저

비박피술 레이저 치료를 위축성 흉터에 사용하는 것은 상대적으로 새로운 기술이다. 이 종류의 레이저는 수분 포함 조직을 표적으로 삼고 표피를 절제하거나 손상시키지 않아 환자는 치료 직후에도 일상생활을 지속할 수 있다.

비박피술에 사용되고 있는 레이저 기구에는 PDL, 1064 nm Q-switched Nd:YAG, Erbium:glass 1540 nm, Nd:YAG 1320 nm, 그리고 diode 1450 nm 등이 있다. 1320 nm Nd:YAG와 diode 1450 nm은 현재 안면 피부 위축 흉터 치료의 비절제술에 가장 많이 쓰이는 방법이다.

가장 최신의 종류인 1320 nm Nd:YAG는 냉동 스프레이와 동적 열감지 기구가 있어 치료 중 표피의 온도를 알 수 있다. 온도가 32~34도를 벗어나 그 아래로 떨어지면 이 기구는 더 이상 레이저의 발사를 멈춘다. 그리고 이 레이저 시스템은 레이저 조사 바로 직전과 직후에 냉각을 가능하게 한다.

1450 nm diode 레이저는 적외선 비절제성 체계에 속한다. 1320 nm와 비슷하게 diode 레이저도 표피의 냉각을 위해 냉동 스프레이가 있다.

몇 개의 연구에서 이 두 레이저 시스템은 위축성 여드름 흉터에 효과적이라고 보고된 적이 있었다. Tanzi와 동료는 Nd;YAG 1320 nm 와 diode 1450 nm 레이저를 경도와 중등도의 위축성 여드름 흉터 치료에 사용하여 그 효과를 같은 얼굴을 반으로 나누어 비교하였다. 총 20명의 환자들은 세 번의 치료를 한 달 간격으로 한쪽 얼굴에는 diode 레이저로 치료받고 다른 편의 얼굴에는 Nd:YAG를 12~17 J/cm^{2}로 두 번 치료받았다. 서로 독립된 의사에 의해 두 레이저 치료 6개월 후 비교하니 디지털 사진 평가에서는 향상을 보였다. 연구에 참여한 환자와 의사 모두가 1450 nm 레이저를 사용한 쪽이 더 큰 개선을 보였다고 한다.

그러나 다른 최근에 발표된 연구에서는 위축성 여드름 흉터의 비절제성 레이저 치료에서 1320 nm Nd:YAG 레이저를 한 번의 치료에 세 번 처리하였더니 더 큰 향상을 보였다고 한다.

Sadick 등은 위축성 여드름 흉터를 갖고 있는 8명의 환자를 1320 nm Nd:YAG 레이저로 치료하였다. 총 6번의 치료가 한 달 간격으로 이루어졌다. 각각의 치료는 세 번의 레이저 광선 치료로 구성됐다(13~17 J/cm^2). 상당한 임상적 향상이 치료 후 5개월과 1년에 보였다(각각 20~39%와 40~59%). Rogachefsky와 동료에 의해 행해진 비슷한 연구에는 12명의 환자들이 1320 nm Nd:YAG로 세 번 치료받았다. 각각의 치료는 13~22 J/cm^{2}의 플루엔스를 사용하였다. 그 결과에서는 통계적 의미가 있는 흉터의 경미한 향상이 보였다.

전체적으로 40~45% 위축성 흉터를 1320 nm 또는 1450 nm 레이저로 치료한 후의 향상(경도 중등도의 향상)은 대체로 4~6개월 후에 보였다고 논문에서 보고되었다.

여드름 흉터나 광노화로 비박피성시술을 1320 nm Nd:YAG로 받은 34명의 환자가 각각 5.4와 3.8 정도의 향상을 보였다(척도는 1~10). 대부분의 환자는 세 번째와 네 번째의 치료에서 향상을 보였다.

비박피성 레이저 치료에서는 표피에는 영향을 안 주는 진피에 열적 손상을 주어 진피 섬유아세포를 자극하여 콜라겐 신생과 콜라겐 재형성을 유도한다. 레이저로 치료받은 생검 조직의 조직학적 분석에서는 치료 6개월 후 새로운 콜라겐의 생성이 나타났다.

새로운 비박피성 시술 단극 주파수 기구의 효과는 연구 중이다. 이중 효과로 Ruiz-Esparza는 활동적인 여드름 병변의 감소와 여드름 흉터의 개선을 보고하였다. 이 기구들은 진피의 저항을 통해 전기 에너지를 열 생산과 함께 발생시키며 표피는 보존한다. 기전을 밝히기 위해 그리고 적합한 치료 프로토콜을 위해 더 많은 연구들이 진행 중이다.

부분적 피부 재생술 (Fractional Resurfacing)

부분적 피부 재생술은 최근 발전된 피부 재생술 기술이다. 국소적인 광열분해(photothermolysis)는 광손상 받은 피부를 개선시키고 콜라겐의 재형성을 유도한다. 이 레이저 보조적인 술법으로 최소 휴지 시간으로 피부를 회춘시킬 수 있다. 이 기술이 다른 기술과 차별화되는 점은 피부의 아주 작은 일부에만 영향을 미친다는 것이다. 레이저 점은 1 cm^2 내에 70~100 ㎛의 직경인 2000 미세구역(microscopic zone)들을 만들 수 있다. Zone 간의 거리는 대체로 200~300 ㎛이다. 부분적 피부 재생술 후에는 부위가 치유되면서 그 안에 있던 콜라겐이 재형성된다.

부분적 피부 재생술은 여드름과 수술 후 피부를 치료하는 데에 모두 사용된다. 많은 치료에 따라 이 흉터들은 피부의 결, 윤곽과 모양새를 개선시켜 주었다.

플라스마 회춘/재생술 (Plasma Rejuvenation/Resurfacing)

레이저는 아니지만 플라스마 피부 재생술(plasma skin resurfacing)은 최근 미용피부과의 발전의 결과이다. 질소의 1/1000초의 박동을 이용해 피부 재생을 유도한다. 주파수 박동을 피부에 처리함으로써 이 기술은 표적이 되는 피부에 열을 가할 수 있다. 그 결과는 특이적인 조직 절제와 최소의 원질적 손상이다. 플라스마 진동은 열적으로 아래 피부를 재형성하고 주름과 피부결, 윤곽과 착색과 같은 여러 상황 아래에서의 개선에 도움이 되는 환경을 형성한다. 플라스마 재생술은 다발적인 저에너지 치료 혹은 단일 고에너지를 이용한다. 이러한 기술로 환자들은 치료에 견딜 수 있으며 빠른 속도로 피부를 덮을 수 있게 되었다. 약한 정도의 홍반과 표피탈락이 부작용으로 나타날 수 있다. 플라스마 치료 후 1주일 안에 피부 전체의 재생이 이루어진다는 사실이 조직 생검법에서 밝혀졌다. 현재 플라스마 치료는 얼굴 주름과 피부를 팽팽하게 하는데 사용된다. 덧붙여 Potter와 몇몇 사람들의 최근 연구에서 플라스마 피부 재생술이 여드름 흉터 깊이를 35% 줄여 준다는 것을 증명하였다. 특히 피부 색깔 변화나 흉터는 치료 후 관찰되지 않았다. 그러한 치료의 향상은 다른 상처를 동반할 수도 있다. 하지만 더 많은 연구에서 이 새로운 기술의 충분한 잠재성을 실감할 수 있다.

치료 전략에 대한 개요

치료 착수

비대 흉터와 켈로이드

전에도 설명했듯이 Nd:YAG와 CO_2 레이저는 과거에 비대 흉터를 교정하기 위해 사용되었다. 하지만 재발률이 증가하고 색소 변화 같은 심각한 부작용 때문에 점점 사용이 감소되었다.

지금은 비대 흉터와 켈로이드에 레이저 치료를 할 경우 PDL을 사용한다. 장기화된 비대 흉터에도 치료가 효과적이지만 상처를 입은 후 첫달 안의 조기 상처 치료에 더 좋은 결과를 나타내며 개인에 따라 켈로이드로 변화하려는 비대화도 막을 수 있다. Nouri는 585 nm PDL을 봉합사를 제거한 후 첫날부터 시작하여 외양과 상처의 질을 향상시키는데 안전하게 사용될 수 있다는 것을 보여 주었다.

비교적 새로 형성된 붉으스름하거나 붉은 상처가 가장 좋은 결과를 보여주며 PDL 치료에 이상적이다. 오래된 상처는 덜 붉게 보여 주위 피부 색깔과 비슷해 보이거나 색소침착저하를 나타낸다. 이렇게 오래된 상처는 PDL 치료에 부분적으로 반응을 보일 수 있다. 하지만 병변 내 스테로이드 주사나 5-FU, 실리콘 겔 시트를 이용한 폐색 치료 같은 부수적 치료를 추가하는 것이 좋다. 실리콘 겔 시트는 비대 흉터와 켈로이드의 치료와 예방에 사용되어 왔다(그림 4.6). 2~4개월간 규칙적으로 매일 사용할 경우 만족스러운 결과가 나타난다고 보고되었다. 단일 PDL 치료와 병변 내 코르티코스테로이드와 병용 치료를 비교한 연구가 발표되었다. 두 가지 치료법에서 상처가 나아지는 정도에는 눈에 띌만한 차이가 관찰되지 않았다. Manuskiatti와 Fitzpatrick은 병변 내 코르티코스테로이드만 사용하는 치료와 5-FU와 병용치료법, 5-FU만 사용하는 치료, 5 J/cm^{2}의 세기에 10 mm 크기의 작용점, 450 μs 파동의 PDL(585 nm, PhotoGenica V; Cynosure Inc., Chelmsford, MA)의 상처 치료법을 비교하였다. 모든 치료 부위는 기준에 비해서 나아졌으나 치료법에 따른 치료 결과의 차이는 보이지 않았다. 그들은 병변 내 코르티코스테로이드만 사용하는 치료와 5-FU와 병용하거나 5-FU만 사용하는 치료, PDL 치료의 결과가 거의 동등한 것으로 결론을 내렸다.

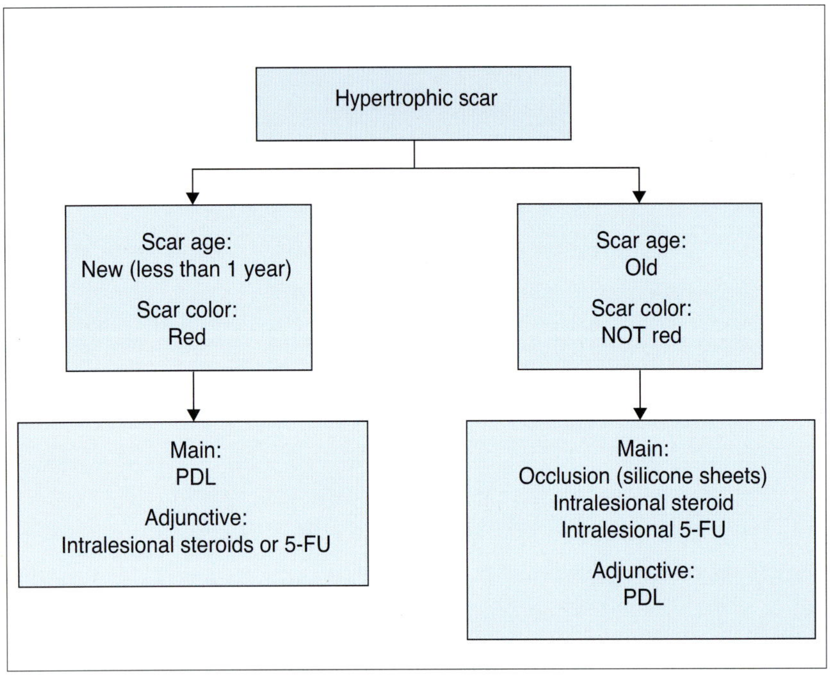

그림 4.6 비대 흉터에 대한 치료적 접근

위축성 상처

위축성 여드름 상처에는 비수술적, 수술적 치료를 할 수 있다. 비수술적 절차에는 진피 필러(소 콜라겐, 사람 콜라겐, 하이알루론산, 자가지방 등을 포함한다), 화학 박피술, 미세 박피술을 포함한다. 수술적 방법에는 펀치절제술, 펀치융기술, 피하박리술, 진피이식, 레이저 치료가 있다(그림 4.6).

현재 위축성 상처에는 절제적(ablative) 재생술 혹은 비절제적(nonablative) 치료에 사용되는, 두 종류의 레이저 접근법이 있다. 절차, 회복 시간, 향상되는 정도는 두 레이저 치료방법에 따라 완전히 다르다. 의사는 환자의 상처 정도, 환자의 눈에 띌 만한 결과를 얻기 위해 필요한 시간을 계산하고 환자의 기대, 환자의 스케쥴에 따라 회복시간을 낼 수 있는지 등을 따져 어떠한 치료법이 합당할지 정해야 한다.

많은 의사들은 절제적 피부 재생술(예를 들어 CO_2, Er:YAG, CO_2/Er:YAG 병합) 시술 후 수술적 수정법(punch excision, punch elevation, subcision)을 병합했을 때 상처가 더 개선된다는 것을 경험하였다.

팽창선 (Striae distensae)

튼살이라고도 불리는 팽창선은 위축성 상처의 한 종류이다. 처음에는 얇아진 피부에 분홍, 붉은 구역으로 나타날 수 있고 이것이 점점 어두워진다. 선이 발달함에 따라 피부의 장력선에 평행하게 하얗게 착색될 수 있다. 팽창선의 안정된 치료법은 아직 발견되지 않았다. 국소적 레티놀산은 피부 상태를 향상시킬 수 있다. 그러나 팽창선은 상처의 종류이기 때문에 레이저를 사용하면 콜라겐 재형성을 통해 손상된 부분이 나아질 수 있다. 585 nm PDL(Photogenica V; Cynosure, Bedford, MA)은 자주 450 ㎲ 진동수로 사용된다. 가장 유용한 치료의 파라미터는 선이 아직 붉거나 분홍색일때 3 J/cm^{2}에 10 mm의 치료점 크기로 할 때이다. 하지만 7~10 mm의 치료점 크기에 2~4 J/cm^{2}의 치료 세기일 경우에도 또한 약간 개선될 수 있다. 자반이 생기지 않게 설정되어 있으며, 레이저 치료 후 몇 달 안에 튼살은 눈에 뜨일 정도로 향상된다. PDL은 어두운 Fitzpatrick 피부 타입 Ⅳ~Ⅵ에는 추천되지 않는데 왜냐하면 피부 이상 착색, 자반병, 염증 후 과다색소침착 등의 가능성이 높기 때문이다. CO_2와 Er:YAG 레이저도 시도되었다. 하지만 튼살을 제거하는 데에는 추천되지 않는다.

자외선 레이저는 다양한 치료와 함께 하거나 다른 치료 양식과 결합시켰을때 점진적 향상을 보여줄 수 있다. 자외선 레이저는 햇볕에 그을린 피부와 어두운 피부 종류에 안전하게 사용할 수 있다. 강한 진동의 레이저(515~1200 nm의 넓은 주파수역)는 튼살을 눈에 띄게 향상시킬 수 있다는 것을 보여 주었다. 한 연구에서 환자들은 5회 치료를 받았는데 모든 환자들은 튼살에서 적어도 약간의 향상이 보였으며 60%에서 '향상 정도 좋음'에서 '향상 정도 아주 좋음' 의 반응을 보였다. 이러한 결과는 치료한 병변이 모두 치료하기 어려운 오래된 흰색선이었기 때문에 더 믿음직스러운 결과였다고 생각된다.

마지막으로 적어도 한 연구에서 절제적, 비절제적 특성을 갖는 분획 광열분해술이 성숙한 튼살의 윤곽, 피부결, 외관을 향상시키는데 효과적인 방법이 될 수 있다는 것을 보여 주었다. 더 많은 연구가 필요하지만 플라스마 회춘/재생술 같은 여러 치료법들은 안전하고 효과적인 치료법으로 입증될 수 있다. 현재 모든 사람들에서 튼살을 제거할 수 있는 단 한가지 효과적인 치료법은 아직 존재하지 않는다. 튼살은 치료하기 어려우며 향상시킬 수는 있는데, 여기에는 여러 치료법들이 필요하다. 환자들은 현실적인 기대를 갖고 있어야 한다. 치료하면 튼살이 나아질 수도 있지만 완전히 제거하지 못할 수도 있다. 새로운 분홍색 튼살은 PDL로 치료하기에 더 적합하다. 오래된, 흰 튼살은 강한 진동의 레이저와 다수의 치료법에 반응을 보일 수도 있다.

주 결정요인

피부의 종류

환자의 피부 타입은 의사가 알 수 있는 최초의 특징일 뿐만 아니라 레이저로 상처 교정을 고려할 때 생각해야 할 가장 중요한 요인이다. 이전에 설명하였듯이 어두운 피부를 가진 환자에서 비대 흉터를 치료할 때 PDL을 사용할 수도 있다. 그러나 색소 변성의 가능성이 높다. 몇몇 의사들은 피부종 Ⅳ~Ⅵ에는 PDL 치료를 권하지 않기도 한다. 색소침착 부작용을 줄이기 위한 노력으로 PDL로 비대 흉터와 켈로이드를 동반한 환자를 치료할 때 에너지 설정을 줄이라고 제안한다. 레이저 치료의 세기가 감소하면 원하는 정도의 상처 향상을 이루기 위해 치료기간을 늘려야 한다. 덧붙여서 말하면 바라지 않는 부작용을 예측하고 초기 레이저 파라미터를 더 낮게 결정하게 위해서 'test spot'을 하도록 추천한다.

585 nm PDL과 532 nm Q-switched Nd:YAG 레이저는 둘 다 색소침착된 비대 흉터에 효과적인 것으로 나타났으며 각각 38%, 35%의 향상을 보였다. 585 nm PDL이 상처의 유연성과 높이에 더 뚜렷한 효과를 보인 반면, 532 nm Q-switched Nd:YAG 레이저는 상처의 색깔에 더 의미 있는 효과를 보였다. 그렇지만 비대 흉터와 켈로이드를 치료할 때 최적의 레이저 치료법은 PDL이다.

CO_2나 Er:YAG 레이저를 이용해 절제 피부 재생술을 할 경우에는 피부타입에 관계없이 모든 환자에게 색소침착 변형의 위험성이 있다. 그러나 잠깐 동안이지만 어두운 피부를 가진 환자에게는 염증 후 과다색소침착이 발생할 위험성이 더 크다. Er:YAG 레이저는 피부타입 Ⅳ~Ⅵ인 환자를 치료할 때 CO_2 레이저보다 더 선호되는데 이는 회복 기간이 짧고 과다색소침착이 발생할 위험성이 적기 때문이다. 비절제성 레이저 치료는 염증 후 과다색소침착이 발생할 가능성이 낮지만 어두운 피부를 가진 환자에서는 여전히 나타난다. 그러나 재생술 기술과 비교할 때 비절제성 치료 후에 발생하는 염증 후 과다색소침착이 대개 덜 심하게 발생하고 빨리 사라진다.

상처의 나이

PDL 치료를 고려할 때 중요한 결정요소가 또 한 가지 있다. 앞에서 설명했듯이 1년이 되지 않고 아직 붉은 색깔의 상처는 레이저 치료에 더 빠르고 나은 결과를 보여준다. 오래된 상처에는 병변 내 스테로이드, 5-FU, 실리콘 겔 시트를 사용한 폐색요법 같은 비레이저 치료법이 고려될 수 있다.

병변의 종류, 여드름 상처의 넓이와 중증도

특정 환자에게 어떤 레이저를 사용할지 결정할 때 또 다른 주된 결정인자가 있다. 몇몇 위축성 상처가 있을 때에는 펀치절제술, 펀치융기술이나 피하 박리술을 선택적으로 한 후에 점 재생술(spot resurfacing)를 고려할 수 있다. 하지만, 여러 군데의 병변을 다루어야 할 때에는 더 균일하거나 평평한 결과를 얻기 위해서 전체 미용 단위(entire cosmetic unit)의 절제성 재생술이나 비절제성 치료가 행해져야 한다.

병변이 약한 정도에서 중간 정도로 향상되기 위해서는 비절제성 레이저 치료를 몇 차례(4~6회) 시행해야 한다. 절제성 치료와 비절제성 치료 둘 중 어느 치료가 더 나은 결과가 나오는가에 대해서는 아직도 논의 중이다.

많은 의사들은 비절제성 치료의 향상 정도가 얼굴 전체 재생술의 향상 정도에 필적한다고 믿고 있다. 따라서 현재 위축성 상처의 치료에 있어서 레이저 피부 재생술이 비절제성 치료보다 시술되는 빈도가 낮다.

한편으로 다른 레이저 외과의사들은 비절제성 방법에 의해 얻어진 임상 결과의 증거가 가벼우며 절제성 기술 만큼 훌륭하지는 않다고 믿고 있다.

회복 시간

PDL로 비대 흉터와 켈로이드를 치료할 때 회복시간은 문제가 되지 않는다. 하지만 여드름 상처 치료로 CO_2나 Er:YAG 레이저를 사용해 얼굴 재생술을 시술할 때에는 수술 후 사회활동에 제약이 있는 기간이 환자와 논의해야 할 또다른 중요한 요인이 된다. 절제성 피부 재생술을 시술받고 있는 환자는 완벽한 재생피화가 일어날 때까지 보통 7~12일간의 회복 시간이 필요하다. 만약 환자가 수술 후 곧바로 일상생활을 하기 위해 덜 침습적인 치료를 원할 때에는 새로운 비절제성 치료가 대안으로 선택된다. 하지만 비절제성 레이저에 의한 현저한 결과는 마지막회 치료 후 일반적으로 대략 4~6개월(치료 횟수가 3~5회일 경우)이 지나서 나타난다.

비용과 치료 횟수

상처 교정에서 치료 옵션을 결정할 때 환자와 비용과 치료 횟수를 논의해야 한다. 레이저 치료 교정은 일반적으로 미용 치료로 간주되기 때문에 대부분 보험처리가 되지 않는다. 비대 흉터와 켈로이드에 PDL을 사용할 경우, 여드름 상처에 비절제성 치료를 할 경우, 치료 횟수가 많을(약 3~4회) 경우에는 한 달 정도의 시간이 필요하다. 다른 한편으로는 절제성 피부 재생술은 한 차례만의 시술로 끝이 난다. 그러나 수술 과정이 길고 더 침습적이라 마취제가 필요할 뿐만 아니라 환자가 다시 일상생활을 할 때까지 적어도 1주일 이상의 개인적 회복 시간(대부분의 경우)이 필요하다. 이러한 요인들로 인해 비절제성 치료와 PDL에 비해서 시술 횟수당 더 많은 비용이 필요하다. 그러나 맨 마지막에는 의사의 시술비, 4~6회의 비절제성 치료 비용 등을 감안하면 얼굴 전체 레이저 재생술에 비해서 비용이 적어질 수도 있다.

환자 면담

모든 종류의 치료를 시작하기에 앞서 환자의 미용적, 증상을 치료하려는 기대를 중요하게 다루어야 한다. 의사는 환자에게 상처를 전부 없앨 수 있다고 말해서는 절대로 안 된다.

염증 상태(여드름이나 수두 같은)와 감염(예를 들어 대상포진)은 상처가 남기 때문에 관리를 하거나 레이저 치료를 실시하기 전에 치료해야 한다. 염증기나 감염 시에 레이저 치료를 시행하면 감염이 퍼지고 염증이 증가해 상처가 남을 수 있으며 다른 부작용이 나타날 가능성이 높다.

흉터나 켈로이드의 생성 시기, 전개, 전에 받았던 치료의 기왕력을 아는 것은 중요하다. 그리고 전에 서술했듯이 흉터를 빨리 치료할수록 결과가 좋다. 단지 붉은색을 띠는 새로 생긴 흉터는 시간이 지나면 없어지기 때문에 더 이상의 치료가 필요하지 않다. 그러나 새로 생긴 상처가 붉은색을 띠면서 시간이 지나면서 비대해지기 시작하거나 켈로이드가 잘 생기는 환자에게 생긴 흉터는 조기 레이저 치료로 많은 효과를 볼 수 있다. 환자들은 이러한 흉터를 개선시키려고 노력했다가 실패한 경험이 있다. 다른 비레이저 치료를 했다가 실패한 경우에는 오히려 상처의 섬유화를 증가시켜 결국 치료하기 더 어렵게 만든다.

환자들의 피부 타입은 Fitzpatrick의 분류에 따라 정한다. 비대 흉터와 켈로이드로 고생하는 대다수의 환자는 Fitzpatrick 피부 타입 Ⅳ~Ⅵ에 속한다. 앞에서 설명하였듯이, 이런 환자들에서는 레이저 치료가 그들의 비대 흉터를 치료하는데 있어 큰 효과를 보이지만, 색소 변화와 같은 부작용의 위험도 높다. 따라서 그들을 치료하는 의사는 치료 전에 환자들에게 반드시 과다색소침착이 생길 확률이 높다는 것을 알려 주어야 한다. 그럼에도 불구하고 많은 수의 환자들은 계속 치료받기를 원한다. 그들은 자신의 흉터에 대한 미용적인 부담이 크기 때문에 과다색소침착을 감수하고서라도 흉터를 치료하고자 한다.

여드름이 있는 환자들에게는 과거나 현재에 이소트레티노인(isotretinoin)으로 치료받은 적이 있는지 물어보아야 한다. 흉터가 비대해지는 것을 방지하기 위해서 흉터 치료를 시작하기 전에 이 약물을 6~12개월 동안 중지하는 것이 바람직하다.

치료 기술

Pulsed-dye 레이저

비대 흉터와 켈로이드의 PDL 치료는 마취의 절차 없이도 시행이 가능한 외래 치료이다. 만약 환자가 마취를 원한다면 레이저 치료 30~60분 전에 흉터부위에 국소적인 마취를 할 수 있다. 레이저 치료 전에는 어떠한 화장이나 잔여 마취도 제거하여야 빛이 흡수되는 것을 방해하지 않는다.

흉터의 크기, 색, 높이, 관련된 증상들은 레이저 치료 전에 병원을 방문할 때마다 매번 같은 의사에 의해 평가되어야 한다. 그리고 치료할 때마다 병변을 찍은 사진으로 흉터의 개선 정도를 살펴야 한다. 사진을 찍을 때에는 상을 정형화하기 위해 매번 같은 카메라와 광원, 거리에서 찍어야 한다.

치료를 받는 동안 모든 사람은 레이저의 파장으로부터 눈을 보호하기 위한 적절한 보호장비를 착용해야 한다. 치료를 시작하기 전에 환자에게 치료를 시작한다는 것을 알려주고, 치료 중에 '고무 밴드가 딱하고 소리를 내는' 불편함을 겪을 것이라는 것을 설명해 주어야 한다. 레이저는 제조사의 지시사항에 따라 빠르게 눈금이 조정되어야 하고 사용되는 지표가 세팅되어야 한다.

다음의 지표는 현재 저자의 병원에서 사용되는 일반적인 의미의 지표이다. 파장 585 nm, 펄스 지속시간(pulse duration) 450 μs, 광점 크기(spot size) 10 mm, 플루언스(fluence) −4 J/mm^2. 더 작은 핸드피스(handpiece, 5~7 mm)를 사용할 때는 에너지 조정이 더 높게 되어야 한다. 처음에는 충분한 치료적 만남을 통해서 조정된 낮은 플루언스로 치료해야 한다. Nouri 등에서 임상적 연구로 봉합을 제거하는 날 치료를 시작하면서 585 nm의 PDL를 10 mm의 spot size로 3.5 J/mm^{2}에 한달에 한 번(총 3번의 치료) 치료하였다. 이와 같은 특수한 조정은 자색반종(purpura)을 발생시키지 않았다. 비대 흉터에 대한 그녀의 초기의 연구에서 Alster 박사는 585 nm의 PDL을 450 μs와 플루언스 6.5~6.75 J/cm^2, spot size는 정하지 않은 조건으로 사용하였다. 다른 연구에서 Alster박사는 흉골절개술 흉터를 같은 레이저와 파장으로 치료하면서 5 mm의 spot size와 평균 플루언스를 7.0 J/cm^{2}로 맞추어서 치료하였다. 화상 흉터에 대한 치료에서는 펄스 지속시간(pulse duration)을 450~1500 μs, 4.5~

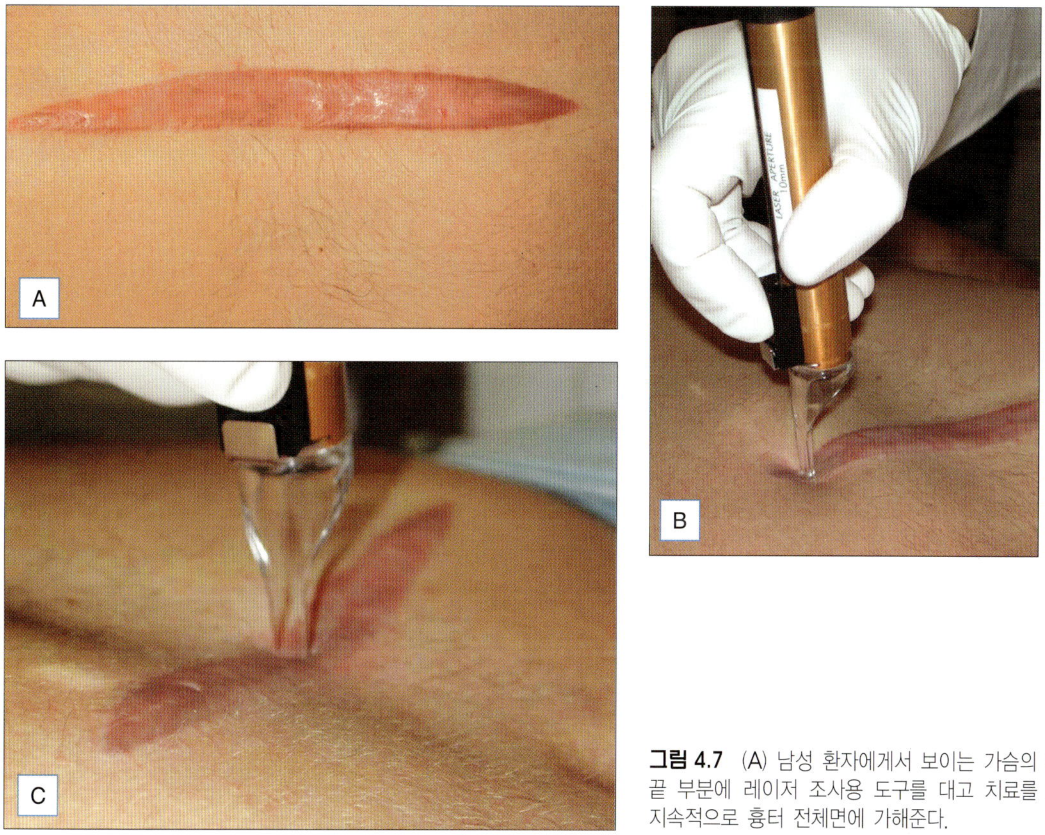

그림 4.7 (A) 남성 환자에게서 보이는 가슴의 비대 선형 흉터. (B) 흉터 끝 부분에 레이저 조사용 도구를 대고 치료를 시작. (C) 레이저 펄스를 지속적으로 흉터 전체면에 가해준다.

5.0 J/cm²(10 mm spot), 5.0~6.5 J/cm²(7 mm spot)로 맞추어서 치료하였다. 이러한 파라미터는 모두 자반을 일으킬 가능성이 크다. 비대 흉터를 치료하는 데 있어서 펄스 지속시간이 짧은 것(450 ㎲)과 긴 것(1.5 ms)의 효과 차이는 아직 밝혀지지 않았다. 하지만 긴 것이 덜 효과적이라고 생각되고 있다.

흉터의 한쪽 끝에 핸드피스를 두고 레이저 펄스를 적용하기 시작하여 흉터의 전체 면을 지나 반대쪽 끝에 닿을 때까지 지속적으로 펄스를 준다. 10%가 겹쳐지는 것은 일반적으로 허용된다.

수술 후의 관리 방법에는 색소의 변화를 막기 위해 엄격하게 햇볕을 차단해야 한다. 치료받은 부위는 치료하기 전과 마찬가지로 비누와 물로 씻어주고, 화장은 금기증이 아니다. 다음 치료 시기는 4~6주 후가 된다.

예상되는 부작용은 작열감이나 소양감인데 이것은 대개 수술 직후 나타나고 수술 후 몇 시간에서부터 이틀간 지속된다.

저자는 흉터를 치료하는데 있어서 자반을 일으키지 않을 정도의 유도 파라미터를 권장한다. 그러나 자반증이 나타나더라도 치료 부위에 국한될 뿐만 아니라 7~10일 후에는 사라진다. 영향을 받은 부위는 치료 후에 즉시 메이크업으로 덮어 주어야 한다.

일시적인 과다색소침착도 일어날 수 있다. 이러한 경우에는 표피의 멜라닌이 빛을 흡수하는 것을 막고 적절한 목표를 확실히 하기 위해 과다색소침착이 없어질 때까지 다음 치료를 연기한다.

가피나 진물, 수포 형성의 부작용은 드물지만 때때로 발생한다. 이러한 경우에 부작용이 생긴 부위를 연고(petrolatum jelly)를 써서 습하게 관리하고, 그 부위가 다른 곳에 닿는 것을 막기 위해 눌러붙지 않는 밀폐드레싱으로 덮어준다. 이와 같은 부작용을 다음 레이저 치료 전까지 완벽하게 치료하고, 다음 번 레이저 치료 시에는 더 낮은 에너지 레벨로 조정하여 치료한다.

레이저 재생

레이저 피부 재생술은 마취와 함께 시행되어야 하는 침습적인 방법이다. 치료해야 하는 부위에 따라 신경차단이나 일시적인 진정을 마취의사의 도움을 받아 실시한다.

치료 전에 모든 화장은 지워야 한다. 흉터의 정도와 타입을 기록해야 하나, 해당되는 부위의 치료 전 사진이 무엇보다도 중요하다. 치료 후 병원을 방문할 때마다 정형화된 상을 얻기 위해 같은 카메라, 광원, 거리에서 치료 부위의 사진을 찍어야 하는데, 이것은 치료 후의 호전된 결과를 비교하는데 필요하다.

치료하는 동안 모든 사람은 눈을 보호하기 위한 보호장비를 착용하여야 하고, 입과 코를 덮을 마스크도 필요하다. 치료에서 조직 절제를 하는 도중

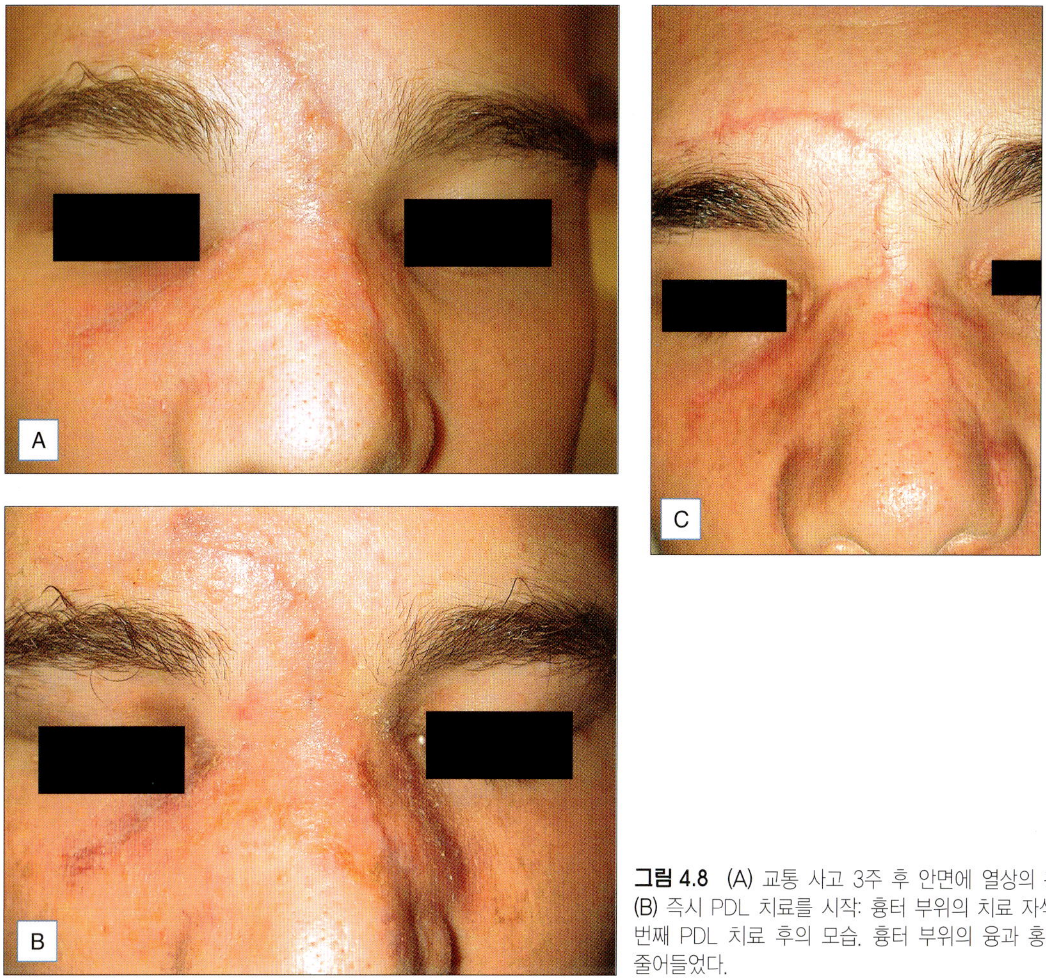

그림 4.8 (A) 교통 사고 3주 후 안면에 열상의 흉터가 남은 남성 환자. (B) 즉시 PDL 치료를 시작: 흉터 부위의 치료 자색반을 주목하라. (C) 두 번째 PDL 치료 후의 모습. 흉터 부위의 융과 홍반의 정도가 눈에 띄게 줄어들었다.

에 몸에 해로운 입자의 증기화가 일어나는데, 이것 때문에 기도를 보호하는 것이 중요하다. 또한 치료 도중 연기의 흡수와 여과를 위해 진공장치가 함께 사용되어야 한다. 환자의 눈은 식염수에 적신 거즈로 보호한다.

레이저 파라미터는 제조사의 지시사항에 맞게 조정되어야 한다. 레이저 치료를 시행할 때마다 부분적으로 건조된 조직이 표면에 축적된다. 조직의 온도로 인한 괴사를 막기 위해서는 식염수에 적신 거즈로 건조된 조직을 제거해야 한다.

위축된 흉터의 치료에 CO_2와 Er:YAG 레이저를 이용한 치료가 함께 이루어져야 한다(1~3회). 그러나 의사들은 이 치료의 목적이 흉터의 깊이를 줄이고 콜라겐의 재형성을 촉진시켜 남아 있는 결점을 줄이기 위함이라는 사실을 알아야 한다.

수술 후의 관리 방법은 폐쇄적인 방법과 개방적인 방법 두 가지가 있다. 현재 저자가 이용하는 방법은 레이저로 치료한 부위에 48~72시간 반밀폐 드레싱이나 그물 스타킹(net stocking) (예; Flexzan, Vigilon)으로 덮어 두는 것이다. 차가운 찜질을 해 주는 것도 붓기를 줄이는 데 도움이 된다.

드레싱을 제거하고 나서는 환자에게 종종 치료받은 부위 전체에 바셀린과 같은 연고를 두껍게 발라 주도록 지시한다. 몇몇 의사들은 개방적인 관리를 주장하면서 반밀폐드레싱의 필요성을 부정하고 단지 환자들이 가능한 빨리 차가운 찜질과 연고를 바를 것을 지시하는 반면, 다른 몇몇 의사들은 전체의 피부재생 과정 동안 반밀폐드레싱을 해 주는 것이 필요하다고 주장한다.

레이저 피부재생은 숨어 있던 단순 헤르페스 감염을 활성화시키거나 회복기 동안 환자에서 초기의 단순 헤르페스 감염을 일으킨다. 그러므로 레이저 수술 48시간 전이나 수술하는 날 항바이러스제로 예방하는 것이 피부재생 시행의 프로토콜에서 추천하는 방침이고, 대개 피부재생되는 기간 내내 이러한 방침이 유지되는 것이 바람직 하다(다음과 같은 항바이러스제 중의 하나가 추천된다. acycloir, famvir, valtrex).

앞에서 설명하였듯이, 회복기간의 환자에게는 Er:YAG 레이저나 CO_2 레이저를 이용해 치료하는데, Er:YAG 레이저의 치료기간이 CO_2 레이저의 치료기간보다 짧다.

치료 후 즉시 나타날 수 있는 부작용으로는 붓기, 발적, 심한 분비물과 진물이 있다. 이러한 부작용은 피부재생화가가 진행되면서 시간이 지남에 따라 점차적으로 자연적으로 가라앉는다. 발적의 정도는 레이저 수술의 진행 횟수에 비례한다. CO_2 레이저술을 받은 환자는 발적이 1~6개월 지속되었는데 반해 Alster의 연구에 의하면 Er:YAG 레이저술을 받은 환자는 발적이 수술 후 몇 주 동안 지속되었다고 보고한다.

다른 부작용에는 여드름, 땀띠, 접촉성 피부염(환자가 향기를 함유한 국소 항생제나 연고를 사용할 때 더 흔히 나타난다), 감염(박테리아성, 바이러스성, 진균성), 과다색소침착, 색소침착저하증, 눈꺼풀겉말림, 비대성 흉터 등이 있다.

염증 후 과다색소침착은 매우 흔한 부작용인데, 대개 레이저 재생 후 3~4주 후에 발생한다. 어떤 피부 톤의 환자에서도 발생할 수 있는데 어두운 피부색을 가진 환자에게서 더 많이 발생한다. 과다색소침착은 수개월 안에 자발적으로 없어진다. 하지만 치료를 앞당기기 위해서 국소적 표백연고가 처방된다.

비박피성 레이저

위축성 흉터의 비절제적 치료는 덜 침습적인 방법이라 환자들이 덜 불편해 하지만 때로는 수술 30~60분 전에 치료할 부위의 국소적 마취가 요구되기도 한다.

모든 화장과 남아 있는 마취 연고는 완벽하게 제거해야 한다. 치료 후의 결과와 비교하기 위해 표준화된 방식으로 찍은 기초 사진이 필요하다.

치료하는 동안에 병원 요원과 환자는 레이저의 파장으로부터 눈을 보호하기 위해 적절한 보호장비를 착용해야 한다.

레이저, 에너지, 냉각 스프레이는 제조사의 파라미터에 따라 빠르게 조정해야 한다. 의사는 각기 자신의 기술을 가지고 있다. 필자의 병원에서는 의사들이 대개 한 번에 하나의 미용단위를 치료하고, 전체의 면적을 치료할 때까지 양식을 따른다.

한 달에 한 번씩 치료를 하면서 총 치료 횟수가 4~6번이 되는 것이 바람직하고, 최종 결과는 마지막 레이저 치료를 한지 3~6개월 후에 나타난다.

이 치료의 주된 장점은 회복기간이 필요없이 치료받은 즉시 일상생활로의 복귀가 가능하다는 것이다. 다만 햇볕 차단이 수술 후의 중요한 행동지침이다.

수술 후 즉시 나타날 수 있는 예상 가능한 부작용으로는 24시간 내에 없어지는 발적이 있다.

드문 부작용으로는 물집, 가피 형성, 과다색소침착이 있다. 물집이나 가피가 형성되었을 때에는 손을 대어서는 안되고, 물집이나 가피가 생긴 곳을 연고를 발라 축축하게 유지해야 한다. 그리고 이와 같은 부작용이 치유될 때까지 다음번 레이저 치료의 시기를 연기한다.

경험자들을 위한 최신 주제

PDL 치료와 함께 코르티코스테로이드나 5-FU의 병변 내 사용은 병용치료에 있어서 몇 가지를 고려해야 할 점이 있다. 스테로이드의 병변 내 사용은 레이저 치료 다음에 이루어져야 한다. 스테로이드를 레이저 치료 전에 흉터 안으로 주입하면 그 부위를 표백시켜서 레이저 치료시 목표물(혈관)을 놓칠 수 있다. 레이저 수술 후 대개 10~40 mg/cc 정도의 스테로이드를 치료에 사용한다. 저자는 현재 PDL 치료와 병변 내 스테로이드 치료를 촉진 시 다소 부드럽거나 유연한 흉터 조직이 아닌 비대 흉터나 켈로이드를 가진 환자를 치료할 때에 사용한다.

많은 의사들이 켈로이드의 외과적 절개에 의한 치료방법을 선호한다. 물론 이것은 가장 외상이 적고 건조된 방법이지만 재발률이 높다. Berman은 수술한 당일에 이미퀴모드(imiquimod)의 국소적인 사용이 재발률을 낮춘다는 사실을 발표하였다.

참고문헌

Alster TS 2003 Laser scar revision: Comparison study of 585nm pulsed dye laser with and without intralesional corticosteroids. Dermatologic Surgery 29:25 – 29

Alster TS, Kurban AK, Grove GL, et al 1993 Alteration of argon laser-induced scars by the pulsed dye laser. Lasers in Surgery and Medicine 13:368 – 373

Alster TS, West TB 1996 Resurfacing of atrophic facial acne scars with a high-energy, pulsed carbon dioxide laser. Dermatologic Surgery 22:151 – 155

Berman B, Kaufman J 2002 Pilot study of the effect of postoperative imiquimod 5% cream on the recurrence rate of excised keloids. Journal of the American Academy of Dermatology 47(4 Suppl):S209 – S211

Goodman GJ 2000 Management of post-acne scarring: What are the options for treatment? American Journal of Clinical Dermatology 1:3–17

Jeong JT, Kye YC 2001 Resurfacing of pitted facial acne scars with long-pulsed Er:YAG laser. Dermatologic Surgery 27:107 – 110

Jordan R, Cummins C, Burls A 2000 Laser resurfacing of the skin for the improvement of facial acne scarring: a systematic review of the evidence. Br J Dermatol 142:413 – 423

Kye YC 1997 Resurfacing of pitted facial scars with a pulsed Er:YAG laser. Dermatologic Surgery 23:880 – 883

Manuskiatti W, Fitzpatrick RE 2002 Treatment response of keloidal and hypertrophic sternotomy scars: comparison among intralesional corticosteroid, 5-fluorouracil, and 585-nm flashlamp-pumped pulsed-dye laser treatment. Archives of Dermatology 138:1149 – 1155

Nouri K, Jimenez GP, Harrison-Balestra C, et al 2003 585nm Pulsed dye laser in the treatment of surgical scars starting on the suture removal day. Dermatologic Surgery 29:65 – 73

Ruiz-Esparza J, Gomez JB 2003 Nonablative radiofrequency for active acne vulgaris: The use of deep dermal heat in the treatment of moderate to severe active acne vulgaris (thermotherapy): a report of 22 patients. Dermatologic Surgery 29:333 – 339

Sadick NS, Schecter AK 2004 A preliminary study of utilization of the 1320nm Nd:YAG laser for the treatment of acne scarring. Dermatologic Surgery 30:995 – 1000

Tanzi EL, Alster TS 2002 Treatment of atrophic facial acne scars with a dual-mode Er:YAG laser. Dermatologic Surgery 2002;28:551 – 555

Tanzi EL, Alster TS 2004 Comparison of a 1450nm diode laser and 1320nm Nd:YAG laser in the treatment of atrophic facial scars: A prospective clinical and histological study. Dermatologic Surgery 30:152 – 157

Woo SH, Park JH, Kye YC 2004 Resurfacing of different types of facial acne scars with shortpulsed, variable-pulsed, and dual-mode Er:YAG. Dermatologic Surgery 30:448 – 493

5 상처치유와 흉터치료에 대한 방사선의 효과

Effect of Radiation on Wound Healing and Treatment of Scarring

Roy H. Decker, Lynn D. Wilson

서론

피부의 상처에 대한 이온화 방사선 치료의 임상 효과는 염증기, 증식기, 재형성기 과정의 여러 표적에 따라 방사선이 미치는 영향이 달라지기 때문에 상처치유 과정 중 언제 방사선을 쪼이는가와 관계가 깊다. 이렇게 표적들이 있기 때문에 이온화 방사선은 비대 흉터와 켈로이드에 효과적인 치료법 중의 하나이다. 보존적 수단이 있음에도 재발한 병변에는 국소 절제술 후 전자빔이나 kV(kilovoltage) 범위의 X선을 사용하는 외부의 빔 조사를 할 수 있다. 수술 후 방사선 조사에 의해서 재발률이 감소할 수 있다. 왜냐하면 비대화를 막기 위해 사용하는 방사선 조사량이 암 치료에 사용되는 양보다 두드러지게 적으며 또한 조사량이 표면상에만 미치고 비교적 깊은 곳에 있는 중요한 구조물에는 닿지 않기 때문이다. 치료에 따른 급성, 만성 이환률은 똑같이 낮다.

방사선 치료의 양상과 정의

어떤 외부 빔 방사선을 조직에 조사할 것인가를 선택하기 위해서는 표적의 깊이와 위험한 주위 구조의 양상, 유효성을 고려하여야 한다. 적절한 방사선 처방을 이해하면 적절한 치료를 할 수 있을 것이다.

광자란 전자기 에너지의 양이다. X선 형태의 높은 에너지의 광자는 선형 가속기에 의해서 생성되며 에너지의 크기를 조절할 수 있다. 광자는 주로 표적 원자의 전자(atomic electron)를 거쳐서 상호작용을 하며 자신의 에너지를 넘겨줌으로써 2차 이온화를 일으킨다. 흔히 일어나는 방사선은 물질을 통과하며 조사량을 넘겨주어 거리가 멀어짐에 따라서 표적의 특성이 약해지게 된다. 높은 에너지 빔은 조직의 깊은 곳까지 조사량이 많고, 표적의 표면에는 상대적으로 조사량이 적다. 낮은 에너지 빔은 주로 표적 표면에 조사량이 많고 깊은 곳에는 조사량이 적다. 치료적 광자 빔은 주파수의 스펙트럼으로 구성되어 있으며, 실제적으로 최대 광자 에너지에 따라 자세히 나누어진다. 가장 흔히 이용할 수 있는 치료 에너지는 실제적으로 인체 조직의 표적 치료 범위에 조사하는 mV(megavoltage) 범위에 있다. 그런 빔들은 높은 양을 깊은 표적 구조에 전달하기 위해 선량을 제한하여 피부 같은 표면 구조에는 상대적으로 효과가 적게 디자인되어 있다. 이것은 나중에 이야기 할 피부에만 방사선을 조사하는 기술과 반대되는 것이다.

치료 장비에 의해서 만들어지는 관용전압 X선은 125~400 kV의 범위에 최고 에너지가 있는 광자에 속한다. 이 장비들은 모든 방사선 치료센터에 있는 것은 아니다. 필요하게 되면 관용전압은 피부 표면에 조사량을 최대화시켜 종종 피부과에서 응용하기도 한다. 그리고 조사량은 빔이 연조직으로 깊이 침투할수록 급격히 줄어든다.

Grenz선은 표피의 양성 상태를 치료하기 위해 사용되었던 5~15 kV 범위의 더 낮은 에너지 X선이다. 이 경우 피부 표면에서 1 mm 이내를 표적으로 과정이 일어난다. Grenz선 방사선은 낮은 깊이에 침착되며 모낭 같은 깊은 구조물, 피지샘과 땀샘 등은 상대적으로 조사량이 적다. 현재 미국에서 Grenz선 기계는 거의 사용되지 않는다.

전자는 mV 에너지 광자를 만드는데 사용되는 선형 가속기로 만들어지며 따라서 관용전압 치료기계보다 더 많이 사용된다. 전자빔은 피부에 조사량이 많아 피부과에 사용되기 좋고 깊은 조직에서는 조사량이 급속히 줄어들어 무시할 수 있을 정도가 된다. 광자와 마찬가지로 전자 깊은 곳의 조사량은 전압의 작용에 의해서 이루어진다. 높은 에너지의 전자는 더 깊은 곳까지 조사할 수 있어 광자의 깊이/조사량의 관계와 비슷하다. 높은 에너지의 광자가 피부에는 조사량이 적은 특성과 달리 전자빔의 에너지가 증가하면 피부에 미치는 조사량도 증가한다. 그림 5.1은 전자와 관용전압과 mV 광자와 Grenz선을 포함한 여러 종류의 방사선 조사빔에 의해서 조직의 깊이에 따라 조사되는 양을 나타내고 있다. 이와 같은 깊이/조사량 곡선을 이용하면 조직에 대한 조사량 대(vs) 정상 조직에 대한 조사량의 비율을 최대한으로 활용할 수 있다. 예를 들어 Bolus는 피부 표면에도 놓일 수 있는 조직과 같은 재질이다. Bolus의 두께에 따라 피부에 닿는 조사량을 치료 가능한 양까지 올릴 수 있으며, 깊은 곳에 있는 중요한 구조에는 미치지 않게 하고 같은 조사량이 분배되도록 등고선이 복잡한 해부학적 구조에서도 편평한 치료 표면과 같이 공급할 수 있다(그림 5.2~5.5).

앞에서 이야기한 외부 빔의 양상과 반대로 근접치료법은 방사선 근원물질을 표적에 가까이 접근시켜 치료하는 방식이다. 근접치료법은 방사능의 요오드를 용기에 담아서 넣으면 몇 달에 걸쳐 자연방사선으로 붕괴되고 표적조직에서 비활성되는 방식으로 영구히 임플란트를 심어서 조사할 수 있다. 다른 방법으로 높은 조사량 비율의 근접치료법은 표적 조직에 카테터를 꽂아서 방사선을 전할 수 있다. 예를 들어 방사선 이리듐을 간단히 설치할 수 있다. 나중에는 카테터나 적용시키는 장치를 제거하고 여러 차례 치

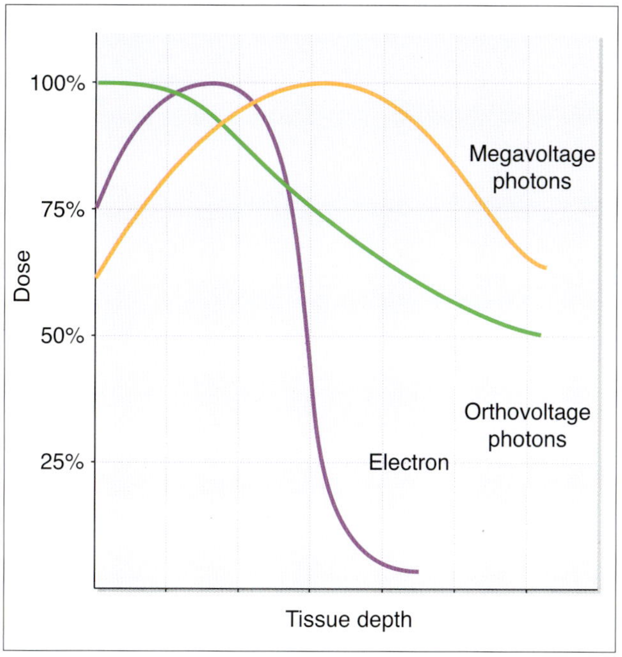

그림 5.1 다양한 조사 치료 방법에 따른 조사량과 침투 깊이의 상관 그래프. 이온화 방사선은 조직의 기능 부위에 에너지를 가한다. 광자는 피부 표면에 상대적으로 적게 조사된다. Orthovoltage x-ray는 피부 표면에 최대의 에너지를 가하고 그 이후에는 급격하게 감쇠한다.

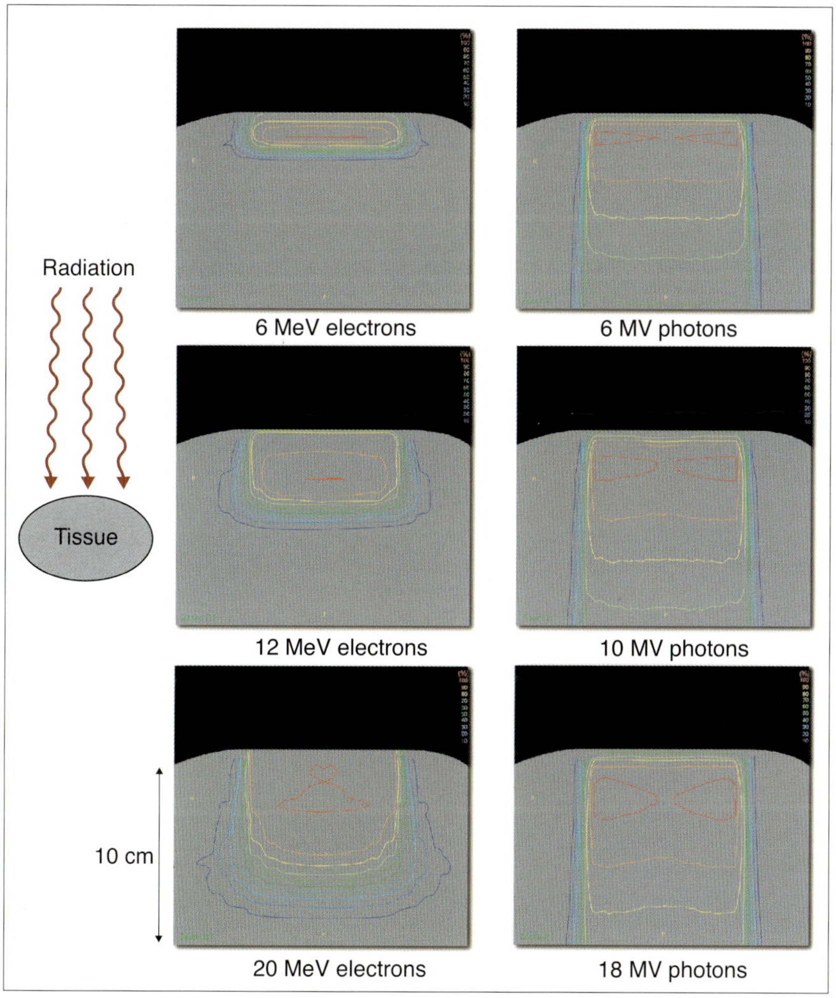

그림 5.2 에너지에 따른 조사량의 분포. 왼쪽에는 전자의 경우, 오른쪽에는 광자의 경우이다.

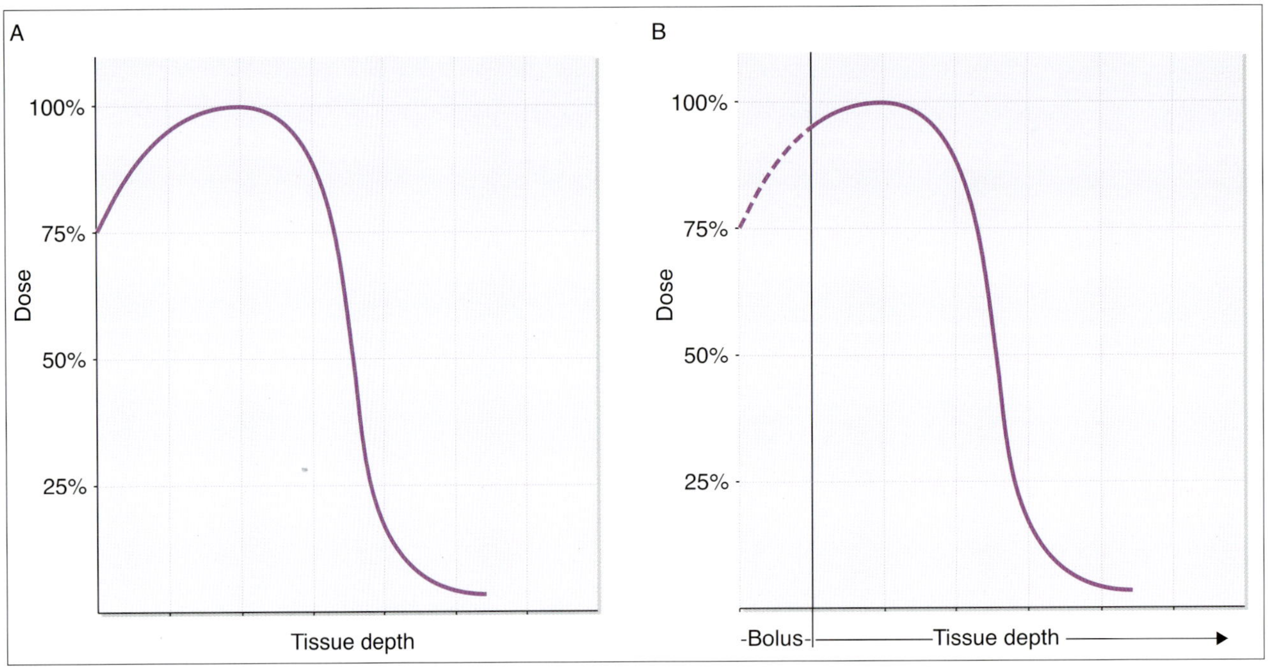

그림 5.3 Bolus를 이용했을 때 나타나는 전자빔 조사의 depth dose 관계. (A) 일반적인 전자빔의 depth dose 관계 그래프. Dose deposition이 급격히 상승한 후 하강하고 있다. (B) 피부 조직과 유사한 bolus를 이용하여 피부표면에 조사량이 최대로 되도록하고 심부 조직에 조사되는 양을 줄일 수 있다.

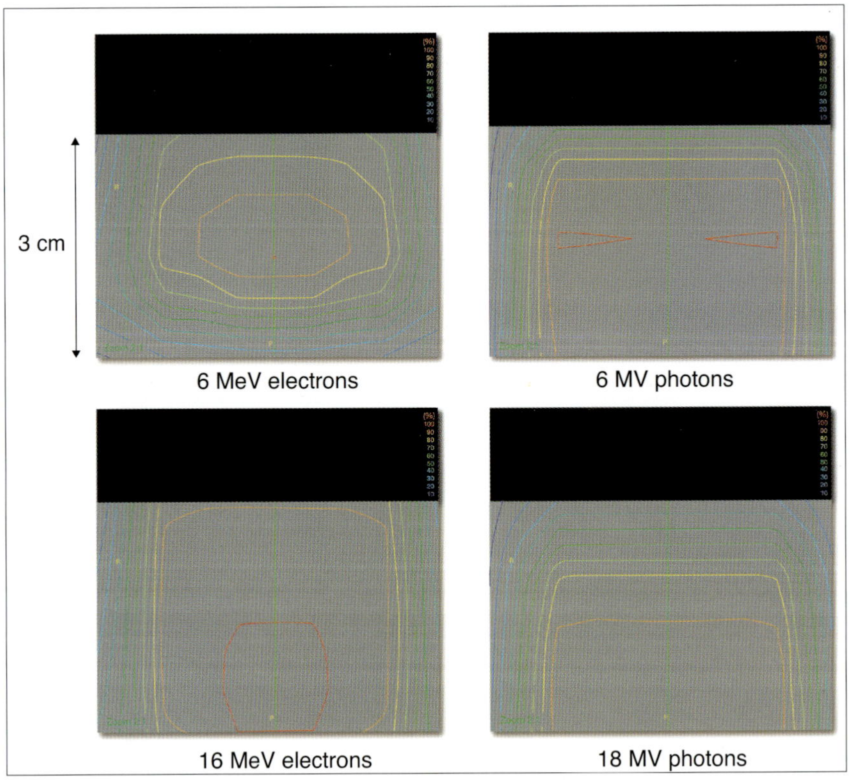

그림 5.4 고에너지 광자의 skin-sparing 효과. 전자빔의 경우(왼쪽)와 광자빔(오른쪽)의 경우에 대한 표면 에너지 축적에 대하여 비교하였다. 조직 유사 물질(회색)에 각각의 빔을 수직으로 조사하였을 때, 전자빔의 경우에는 에너지가 증가할수록 표면 뿐만 아니라 심부의 dose도 증가한 반면, 광자빔의 경우에는 표면의 조사량은 감소하고 심부의 조사량이 증가하였다.

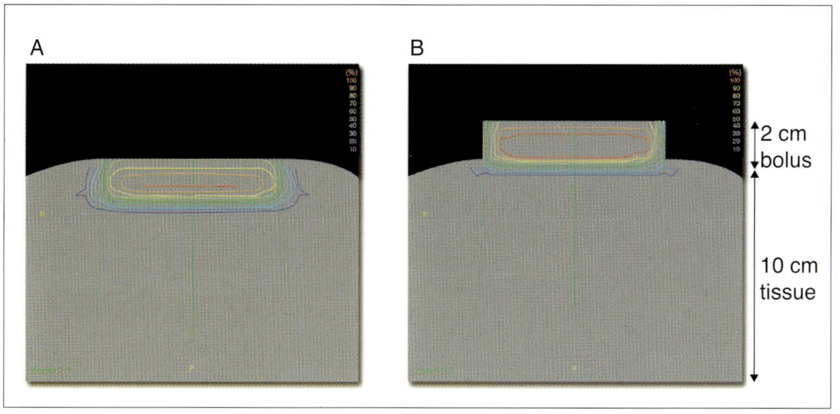

그림 5.5 Bolus를 이용해서 표면의 조사량을 늘리고 심부의 조사량은 감소시키는 모습. 조직 유사 물질에 6 MeV의 전자를 조사하였다. (A) 표면에 조사되는 양은 확실히 100% 이하이다. 그리고 상당량이 몇 cm 아래의 심부조직에 축적되었다. (B) 그러나 bolus를 이용하면 표면 조사량이 100%에 이르게 되고 심부조직에 조사량은 줄어들게 된다.

료를 할 수 있다. 양성이나 악성 피부 표적을 치료하기 위한 근접치료법의 다른 특별한 적용법은 피부 표면에 직접 놓이는 표면 방사성 플라크 방사선원을 공학적으로 만드는 방법이다.

방사성 조사량의 SI(systeme International d' Unites) 단위는 조직 킬로그램당 흡수하는 J(줄; 에너지 단위)로 정의되는 gray(Gy)이다. gray를 대체하여 흡수된 양을 나타내는 대체 단위에는 rad(radiation absorbed dose의 약자)가 있다. 1 gray는 100 rad와 같다. 방사선 치료사에 의해서 규정된 것처럼 조사량은 표적 부피에 따라 정해진다. 예를 들어 상피의 암은 50~70 Gy 범위의 조사량으로 치료하고, 비대 흉터와 켈로이드는 흔히 4~20 Gy 범위의 조사량으로 치료한다.

분할(fractionation)이라는 것은 일시적으로 구별된 치료법에서 정해진 방사선 조사량이 표적 조직에 도달하는 것을 말하며 표적 조직에 미치는 효과의 효율성을 증가시키고 방사선 조사된 정상 조직이 방사선 손상을 복구할 수 있도록 하기 위해 추천되는 방법이다. 따라서 방사선 분할 계획은 표적에 닿는 조사량의 효율을 증가시키고 정상 조직에는 방사선 손상을 최소화하기 위해 사용된다. 고식적 방사선 치료를 사용하는 일반적인 분할 계획은 하루에 두 번에서부터 일주일에 한 번 범위에서 실시하는 것이다.

인체 조직에 미치는 방사선 치료의 임상 효과는 DNA 손상을 유도하고 이차적으로 유사분열 세포가 죽게 되는 과정으로 나타난다. 방사선 치료의 과정은 한 광자가 궤도전자를 방출함으로써 조직에 에너지를 전달하는 것으로 시작한다. 세포 DNA에 직접적으로 작용하기도 하지만 이 이차적인 전자는 그 후 근본적으로 물과 반응해서 국소적 이온화 반응을 시작한다. 광자와 다르게 치료목적으로 쓰이는 전자는 바로 이온화한다. 이온화에 의해서 생긴 산화된 자유 라디컬(free radical)들은 단일 혹은 이중 DNA 가닥을 파괴하고 DNA 염기는 변형되거나 상실된다. 그리고 DNA-DNA, DNA-단백질 교차결합이 생성된다. 세포는 손상을 복구할 수 있음에도 파괴된 염색체를 유사분열하는 동안 성공적으로 분리시키지 못해서 파괴된다.

분할 방사선 요법의 원리는 방사선 치료의 4R에 있다. Redistribution (재분배), Repopulation(재증식), Reoxygenation(재산화), Repair(복구). 왜냐하면 세포주기에 따라 방사선 치료에 대한 세포 민감도가 달라진다. 일시적으로 나누어서 치료하면 방사선에 민감한 암세포 수는 죽게되어 암세포 수가 재분배된다. 치료와 치료 사이의 시간 간격 동안 세포주기 분배가 기준선으로 돌아오고 표적 세포중 방사선 조사에 민감한 세포들이 생겨야 방사선 조사의 결과에 따른 정상 세포와 암세포의 비율이 결정될 수 있다. 재산화는 방사선에 의해서 산화물이 만들어질 때 일어나는 산화반응의 산소 의존도를 말한다. 이때 암세포들 중 산화되는 정도가 확연히 차이가 나는데 더 강하게 산화되는 세포들만 선택적으로 죽게된다. 분할 방사선 치료는 저산소 상태의 세포들에게 산소를 확산시켜 주어 다시 표적 세포들이 방사선 조사에 민감한 상태가 되도록 해 준다. 치료방사선이 암세포만 선택적으로 죽이는 원리의 일부는 정상 세포와 암세포에서 DNA를 복구하는 속도의 차이로 설명할 수 있다. 방사선에 의한 DNA 손상의 대부분은 모든 세포에서 유사분열 전에 복구된다. 하지만 정상 조직에서 DNA 복구가 더 효과적으로 일어나기 때문에 이어서 조사하는 방사선 치료에 DNA 복구를 제대로 하지 못해 거의 치사 상태인 암세포에서만 선택적, 추가적으로 DNA를 손상시키는 것이다. 정상 세포와 암세포의 재증식은 방사선 치료 코스 중 나타나게 된다. 방사선 치료의 급성 부작용은 정상 조직 줄기세포가 고갈되면서 발생하기 때문에 이 정상 조직을 회복하기 위해서 재증식이 필요한 것이다.

정상 피부에 미치는 방사선 치료의 효과

방사선 치료의 부작용에 대해서 토론할 때, 치료하는 동안이나 바로 뒤에 나타나는 급성 독성을 90일이나 치료가 끝난 후에 발생하는 말기 독성으로부터 분리해 놓는게 편리하다. 방사선 조사의 초기 효과는 대부분 치료가 끝난 후 재증식 되어야 하는 정상 조직 줄기세포가 고갈되었기 때문에 나타난다. 반대로 치료 후 몇 달 후나 몇 년 후에 나타나는 말기 효과는 실질세포가 사라지거나 점진적인 미세혈관 손상 때문에 나타난다. 급성, 말기 효과의 모양과 강도는 특정 조직의 내성, 조직이 받은 전체 조사량, 분할 방사선 계획 등에 의해서 결정된다. 그런 효과의 대부분에서 부작용이 예측되지 않는 조사량과 일반적으로 조사량에 비례하게 독성이 나타나

방사선 치료에 따른 조직의 민감성과 후기 효과		
Organ	**Threshold dose***	**Late effect**
Salivary gland	30 Gy	Xerostomia
Lacrimal gland	30 Gy	Dry eyes
Thyroid	45 Gy	Hypothyroidism
Ovaries	2 - 3	Gy Sterilization
Testes	1 - 2 Gy	Sterilization
Breast, adult	50 Gy	Atrophy, necrosis
Breast, child	10 Gy	Hypoplasia
Eye, retina	45 Gy	Blindness
Eye, lens	6 - 10	Gy Cataracts
Lymphatics	50 Gy	Sclerosis
Cartilage/bone, child	10 Gy	Growth arrest
Cartilage/bone, adult	60 Gy	Sclerosis, necrosis

**Based on a 5% risk of late effect, 5 years after radiotherapy.*

표 5.1 방사선 치료에 따른 조직의 민감성과 후기 효과

는 역치 조사량이 있다(표 5.1). 말기 효과의 발생률과 강도는 개인별 비율의 크기에 특히 민감한데, 이것은 다량의 방사선 치료에서 분할 요법의 방사선 조사 간격이 길어야 하는 이유가 된다. 하지만 방사선 요법의 확률적 효과도 있는데, 이는 주로 두 번째 악성종양을 일으킬 위험성이 있다는 것을 말한다. 이 경우에는 확률적 효과가 일어날 절대적인 역치값이 존재하는 것도 아니며 강도와 조사량 사이에 관련성이 있는 것도 아니다. 대신 확률적 효과의 위험성은 비선형식에서 조사량에 비례하게 된다.

피부 방사선 치료에서 가장 먼저 일어나는 급성 효과는 홍반이다. 피부 악성종양과 다른 표면의 종양을 치료하는데 필요한 높은 조사량에서는 건조해지고 그 후 분비물이 많은 박리가 일어날 수 있다. 나중에 분비물이 많은 박리가 일어나는 것은 표피의 기저층이 파괴되기 때문인 것으로 보인다. 치료가 되면 말초의 표피 기저세포에서 재생성이 일어난다. 멜라닌세포가 자극되어 일시적인 과다색소침착이 생기고 결국에는 새롭게 상피화된 피부는 쉽게 위축되고 약한 외상에도 상처를 받는다. 피부에 높은용량의 방사선을 쪼였을 때 나타나는 말기 효과로 인해 치료 부위의 땀샘과 피지샘의 기능이 감소된다. 모세혈관은 수가 줄어들고 상처치유가 어렵게 되기 쉬우며 다른 혈관들도 늘어나서 일반적 위축의 일부인 모세혈관 확장증

이 발생한다. mV 광자 같은 깊은층까지 침투하는 방사선 치료에서는 피하 조직 섬유화가 나타날 수 있다.

피부에 대한 효과는 총 조사량과 비율당 조사량, 조사량이 침착되는 깊이에 따라서 변한다는 것을 알아야 한다. 상피 종양을 일으킬만한 높은 용량의 방사선은 결국 앞에서 기술한 바와 같은 변화로 끝이 날 것이다. 혈액암의 경우에는 낮은 조사량의 방사선이 필요하여 치료에 의한 부작용도 무언가 다른 것일 거라고 기대된다. 피부보존 기술은 어느 정도 깊이에 있는 피부의 타겟 치료에 사용된다. 이 기술로 광선이 지나가는 곳에 있는 피부에는 적은 양의 광선만이 통과하게 된다. 더군다나 다중 수렴 광선과 같은 일반적인 치료에서 피부에 주는 영향을 줄일 수 있다.

방사선은 양성 증식질환에 많이 사용되며, 악성 증식질환에서도 사용될 수 있다. 분획당 조사량을 높일 경우 빠른 치료 효과를 얻을 수 있다. 여러 가지 실험에 의하면 치료 후 합병증은 매우 낮은 것으로 알려져 있다. 장기간에 걸친 결과에서도 켈로이드나 비대 흉터 치료시 피부 착생이나 모세혈관 확장증 같은 현상이 관찰된 예가 별로 없었고 섬유화나 위축증은 관찰된 예가 없었다. 이것은 총 조사량이 낮거나 조사 사이 간격을 길게 하는 것과 관련이 있다.

방사선 치료와 환자 선택

양성 질환에서 방사선 치료를 위한 적당한 환자의 선택은 특히 더 중요하다. 비종양성 증식질환을 앓고 있는 젊은 환자에서 가장 주의해야 할 점은 상처 합병증과 미용적으로 좋지 않은 것, 영구적인 정상 조직의 기능이상, 2차적 악성화 등이다. 이러한 이유들로 인해서 절제나 스테로이드 도포, 압력치료 후에 방사선 치료를 고려할 수 있다. 어떤 환자들에 대해서는 방사선 조사 후 여러 가지 합병증이 발생할 수도 있지만 대부분의 저용량 표면 방사선 치료는 안전하고 미용적으로 좋은 효과를 발휘하고 있다.

비종양성 전신질환을 갖고 있는 환자들에 대해서는 장기적으로 합병증이 발생할 수 있으므로 주의해야 한다. 몇몇 조사에 의하면 활동성 콜라겐 혈관질환이 있는 사람의 경우 섬유화와 같은 장기적 합병증이 발생할 가능성이 몇 배 높아진다고 한다. 또한 방사선 치료 자체가 활동성 전신질환을 갑자기 악화시킬 수도 있다. 재미있는 것은 MGH의 후향성 연구에 의하면 류마티스성 관절염을 앓고 있는 환자는 이러한 효과가 관찰되지 않는다는 점이다. 그리고 이 환자들에게서는 합병증의 발생률이 활동성 콜라겐 혈관질환의 기왕력이 없는 환자들과 비슷한 것으로 밝혀졌다. 주목할 만한 것은 위와 같은 합병증에 대한 감수성을 테스트한 환자들에 대해서는 저용량으로 양성 증식성 질환을 치료받았을 때와 고용량으로 종양성 질환 치료를 받았을 때, 용량에 의한 합병증의 발생에 큰 차이를 보이지 않았다는 것이다. 그럼에도 환자의 치료 시에는 많은 주의를 기울여야 한다.

고혈압, 당뇨, 주변부 혈관질환과 같은 전신성 질환의 경우 방사선 치료 후 합병증의 빈도가 높아질 수 있다. 방사선 조사 후 나타날 수 있는 합병증으로는 치료 후 상처 회복의 지연이나 국소감염, 섬유화, 괴사가 있다. 전신성 질환의 경우 미세순환의 장애와 방사선으로 인해서 국소적으로 시토카인과 면역 복합체의 방출 등이 어느 정도 영향을 미치는 것으로 생각된다. 이렇게 위험성이 높은 경우에는 저용량으로 치료하면 합병증을 낮출 수 있다.

그리고 어떤 환자들에 있어서는 방사선 치료 후 합병증이나 이차적 종양화에 대한 유전적 소인이 있다. Li-Fraumeni syndrome이나 혈관 확장성 운동실조증, 망막모세포종과 같이 DNA 복구 과정에 결함이 있는 경우 방사선 조사후 정상 조직이 효과적으로 회복되지 못하기 때문에 치료 후 유전자 이상이나 조직 손상, 2차적 종양화가 나타날 가능성이 높아진다. Bloom syndrome과 같은 몇 가지의 선천적 면역결핍은 DNA 복구 과정 결함과 비슷한 위험도를 갖는다. 또한 Gorlin-Goltz syndrome, Cockayne's syndrome, 다운증후군, 판코니 빈혈, Usher syndrome, Nijmegan breakage syndrome, Gardner's syndrome과 같은 유전적 질환이 있는 경우 X선에 대한 민감도가 증가된다. 상세한 병력 청취로 방사선 치료 시 합병증 발생 가능성이 높은 환자를 선별해 낼 수 있다.

아이들을 치료할 때에는 특별한 주의가 요구된다. 비정형성 증식질환에 방사선 치료가 효과가 있는 것과 같은 이유로 인해서 이상이 발생할 수 있다. 방사선의 치료 용량은 아이들 뼈의 성장판을 닫히게 할 수 있다. 이러한 사실은 Committee on Radiation Treatment of Benign Disease에서 발표되었고, 아이들의 경우 특수한 경우에 한해서만 제한된 영역에 방사선 치료를 하도록 하고 있다. 제한된 영역이라 함은 유방조직, 갑상선, 골수 등과 같이 2차적 악성화 가능성이 높은 부위와 생식선과 렌즈와 같이 방사선에 약한 부위를 제외한 부위를 말한다. 위에서도 계속 언급하였지만 그 밖에 합병증으로는 켈로이드 예방을 위해 흉벽 방사선 조사시 유방 형성 저하증도 발생할 수 있다. 하지만 이런 것들로 인해 아이들의 치료에 있어서 방사선 조사가 반드시 제외되어야 하는 것은 아니다. 즉, 비병변 조직에 가는 방사선량을 얼마나 최소화하느냐가 합병증의 발생에 중요한 역할을 한다.

정상 조직 치유에 방사선이 주는 영향

이온화 방사선은 조사된 부위의 해부학적 위치나 조사량 등에 영향을 받긴 하지만 모든 단계의 정상 피부 창상치유를 저해한다고 할 수 있다. 방사선 조사 후 창상치유에서는 실질세포와 혈관조직 모두에 영향을 미치며 특히 창상치유의 여러 단계 중 방사선 치료를 하기 전의 진행 정도에 따라 영향력이 다르다. 이러한 영향의 주된 목표는 국소 염증세포와 섬유아세포이다.

미리 방사선 조사를 받은 조직의 창상치유는 방사선 조사량에 비례하여 저해된다. 방사선 치료 후 섬유아세포의 분열능력과 기능장애로 인하여 이러한 영향이 나타나게 된다. 이런 것들은 성장인자로 인한 화학주성과 활성화로 인해 정상 섬유아세포가 가동되면서 감소하게 된다. 콜라겐 유전자의 발현 감소과 세포외 성숙이 이루어지지 않게 된다. 세포내 성숙이 이루어지지 않은 것은 TGF-β와 같은 성장인자의 변형에 의한 것이라는 연구결과가 있다. 이러한 것들의 임상적인 결과로 창상이 벌어지게 하는 힘을 약화시키고 상처가 벌어지는 것을 막아준다. 미리 방사선 조사를 했던 조직에서의 창상의 통합성에 관한 연구에서 가장 위험한 때는 상처 발생 후 3~4주 후인 것으로 밝혀졌다. 그 이후에는 조사되지 않은 조직과 장력이 거의 비슷해지는 것으로 밝혀졌다.

혈관계는 방사선 조사로 인하여 영구적으로 변형된다. 급성으로는 혈관투과성이 증대된다. 그러나 장기적으로는 혈행이 정체되고 막히며 혈관벽에 울혈이 생기게 된다. 이것으로 인해 조사된 영역에 혈액공급이 원활하지 않게 되고 진피에 섬유화가 늦어지며 탄력성이 감소하게 된다. 또한 혈행의 감소는 감염의 증가를 일으키고, 창상치유에 필요한 단구와 섬유아세포의 이동을 저해하게 된다. 방사선이 조사된 조직의 창상은 벌어지기 쉽고 이식편이 필요한 경우가 많다. 방사선이 조사된 부위에서 얻은 이식편은 파손되기가 쉽고 피판은 죽기 쉽다.

창상이 생긴 후 방사선 치료를 했을 때의 효과는 어떤 시점에서 했느냐에 따라 많이 달라진다. 초기에 조사했을 경우 섬유아세포의 증식과 이동, 활성화를 저해해 콜라겐 형성과 교차결합을 방해할 수 있다. 이 때에는 창상의 장력 감소와 벌어짐 현상과 같은 합병증을 관찰할 수 있다. 반대로 방사선조사를 장상이 생긴 후 3~4주 후에 했을 때에는 합병증이 거의 발생하지 않았다. 적어도 한 가지 연구결과에서는 정상적인 조직으로 돌아가는데 5~8일 정도 더 걸린 것으로 나타났다. 이것은 콜라겐 형성과 교차결합이 완성되는데 필요한 중요한 역치값을 의미하고 있다. 그리고 이와 함께 신생혈관의 생성저하나 섬유화, 흉터수축, 피부위축 등이 올 수 있다. 이러한 영향이 생길 수 있는 확률은 조사량에 비례하는 것으로 보이고 조사량이 많을수록 그 빈도가 증가한다. 그런데 양성 증식질환의 치료 시 사용하는 낮은 조사량의 경우 빈도가 감소하긴 하지만 무시하지 못할 위험이 따른다.

방사선 치료가 비대 흉터와 켈로이드에 미치는 영향

방사선 치료는 켈로이드나 비대 흉터의 발생률을 감소시키고 조직학적 변화를 일으킴으로써 크기를 감소시키는 효과가 있는 것으로 생각된다. 비대 흉터와 켈로이드는 모두 섬유아세포의 증식과 I형 콜라겐의 생산 증가와 관련이 있다. 그리고 켈로이드는 성장인자로 인한 섬유아세포의 활성화와 관계가 있다. 방사선의 효과에 관한 연구에 의하면 방사선은 정상 창상 조직에서 염증기에 섬유아세포의 증식성을 억제하는 것으로 밝혀졌고 또한 켈로이드 절제 후 24~48시간이 지나 방사선을 조사했을 때 최적의 치료효과를 볼 수 있는 것으로 나타났다. 이와 비슷하게 정상 조직에 방사선을 조사하였더니 섬유아세포는 콜라겐의 생산을 감소시켰고 성장인자에 대한 활성화와 화학주성 반응을 감소시켰다. 방사선 치료는 섬유아세포의 일정 부분에 있어서 세포자멸사를 초래하였고 증식과 콜라겐 생성능력을 감소시켰다.

방사선이 양성 증식성 질환을 막는 두 번째 가설은 단구와 단구의 방사선에 의한 세포자멸사와 관련이 있다. 창상치유의 염증기의 초기에 단구의 숫자가 감소하면 섬유아세포의 이주와 활성 증식에 저해를 초래하게 된다. 이러한 영향으로 인하여 켈로이드 절제 후 빠른 시기에 방사선 조사를 했을 경우 좋은 결과를 얻을 수 있다고 생각된다.

임상적 증거

켈로이드 절제 후 방사선 치료에 관한 무작위 시험은 단 한차례 있었다. Beth Israel Hospital에서 총 31명의 환자에서 켈로이드 절제술 후 병리학적 확진을 한 상태에서 치료를 하였다. 28명의 환자들은 모두 동의하에 무작위로 스테로이드 주입이나 국소적 방사선 치료를 받았다. 방사선 치료를 받은 16명의 환자 중 2명이 재발하였으며(12.5%), 스테로이드 주입을 받은 12명의 환자 가운데에서는 4명이 재발하였다(33%). 환자의 숫자가 적기는 하지만 이 정도의 차이는 방사선 치료가 보조요법으로 더 적절하다는 것을 나타내 주는 것이다.

방사선이 켈로이드의 재발을 막는다는 것에는 전향적 조사를 통해 얻은 또 다른 임상적 증거가 있다. 표 5.2에 결과가 요약되어 있다. Inalsingh의 보고에 의하면 켈로이드를 미리 절제하지 않고 501명에게 방사선 치료를 실시하였다. 모두 한 달에 4 Gy씩을 처방하였으며 한 번에서 다섯 번으로 나눠서 조사하였다. 치료를 받은 환자들 가운데 76%는 켈로이드가 2년 안에 완전히 제거되었다.

Borok의 연구에 의하면 250명의 375건의 켈로이드 치료 가운데 대다수가 방사선 조사 전에 켈로이드를 절제하였다. 그 중 9건에서만 재발을 하였다(2.4%). 그중 7번 경우에서는 환자가 지속적으로 귀를 뚫었던 환자

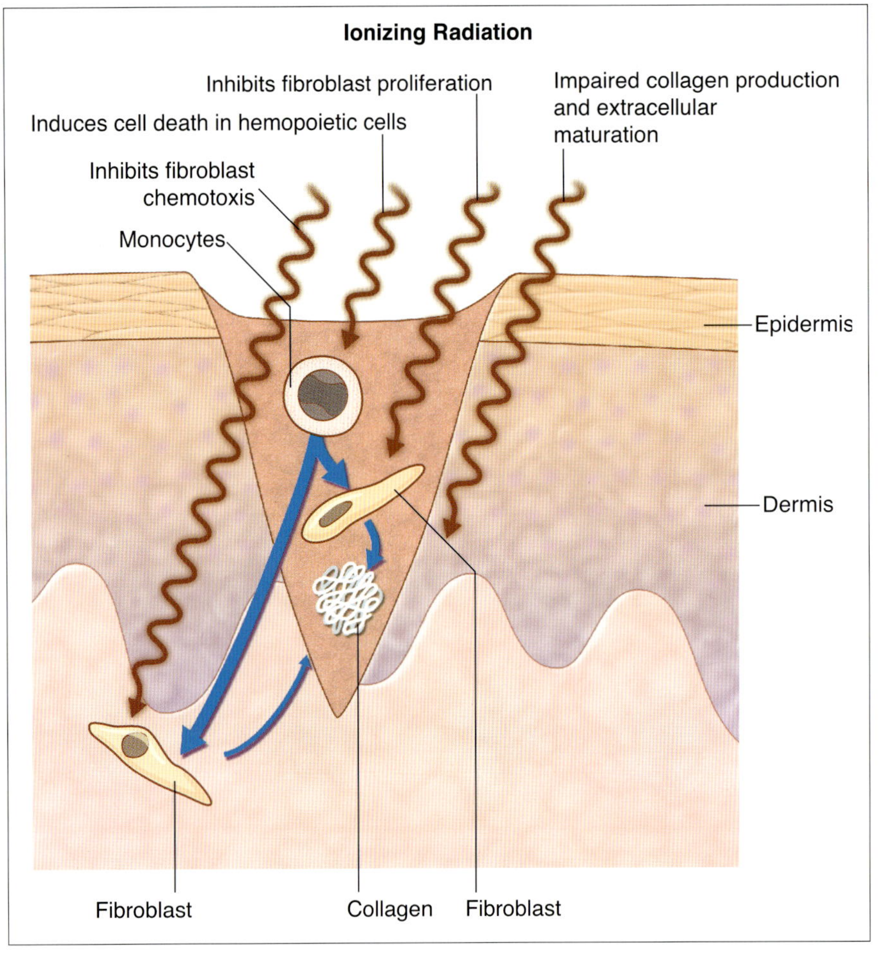

그림 5.6 정상 및 비정상 상처치유에서의 방사선 치료. 이온화 방사선은 상처치유 과정 중의 여러 요소에 영향을 준다. 방사선은 염증 세포의 자멸을 유도하고, 섬유아세포의 증식과 기능을 파괴한다.

켈로이드 예방적 효과를 보이는 방사선 치료에 대한 의학적 증거			
Study author	**No. patients**	**Follow up**	**Freedom from recurrence**
Sclafani	31	1 year	77.5%
Inalsingh	501	2 years	76%
Borok	250	<1 year	97.6%
Lo	199	3 years	82%*
Kovalic	75	10 years	73%
Doornbos	218	1 year	90%*
**For patients treated beyond threshold dose.*			

표 5.2 켈로이드 예방적 효과를 보이는 방사선 치료에 대한 의학적 증거

였다. 창상에 대한 합병증은 발생하지 않았다. 저자는 kV의 광자를 이용하여 여러 번에 나누어서 조사하였다. 그들의 연구에 의하면 총 조사량은 12 Gy가 좋았으며 세 번에 나누어서 조사하였고 첫 조사는 절제 직후가 가장 좋은 것으로 밝혀졌다. 이것이 요즘 사용하는 방법 중 가장 많이 사용하는 방법이다.

Lo와 Lahey 병원의 연구에 의하면 199명의 환자에서 354건의 켈로이드 치료를 하였는데 전자를 조사한 후 절제술을 시술하였다. 9 Gy나 그 이상의 방사선량을 조사하였으며 35주의 추적결과 효과는 82%에서 나타났다. 미리 켈로이드 절제를 하지 않은 환자들은 높은 재발률을 보였으며 켈로이드가 줄어드는 확률도 48% 밖에 되지 않았다.

Kovalic이 9.75년 동안 75명의 환자를 대상으로 실시한 113건의 켈로이드 추적검사는 가장 긴 추적 연구 중의 하나이다. 환자는 절제술 후 방사선 치료를 받았으며 대부분 3일간 총 12 Gy의 방사선을 조사받았다. 그들 중 73%에서 효과를 보였으며 재발률에 영향을 미치는 인자로서는 크기(2 cm 이상), 남성, 치료의 기왕력 등이 있었고 환자들 중 합병증은 발생하지 않았다.

개개인에 따라 치료의 방침은 조금씩 달랐다. 이온화 방사선 같은 경우에는 관용전압방사선 기계가 전자를 이용한 치료밖에 하지 못하기 때문에 많이 활용되지 않을 수 있다. 목표의 크기와 같은 해부학적인 외형과 인접한 주변 중요 구조물과의 거리, 환자의 위치 등이 치료방침을 결정하는데 영향을 미친다. 치료의 목표는 병변부위에 같은 양의 방사선을 조사하고 주변 정상 조직에 조사되는 양을 최소화하는 것이다. Bolus는 피부표면 조사량을 증가시키고 깊은 곳에 이르는 조사량은 감소시킬 수 있다. 귀걸이와 같은 몇몇 임상적인 경우에서 고에너지 광자를 이용하면 정상 조직은 최대한 보호하면서 충분한 깊이의 병변부위를 치료할 수 있다. 좋은 결과를 얻고 치료 후 합병증을 최소화하기 위해서 신중한 치료계획이 필요하다. 그리고 절제 후 24~48시간 이내에 방사선 치료를 시작해야 하기 때문에 경험 있는 방사선 치료의와 절제 전부터 상담해야 한다.

방사선 치료 후 예상되는 급성 및 후기 후유증

피부암과 같이 피부에 고용량의 방사선을 조사하는 경우 급성 후유증 및 후기 후유증을 야기할 수 있다. 치료 중에 홍반이 나타나며 낙설이 발생할 수 있다. 치료 중단 후 표피가 재생되기는 하지만 새로 생성된 피부에서도 위축증이 발생하거나 외상에 대한 민감성 증가, 창상 치유 시 합병증의 발생이 증가하게 된다. 후기 영향으로는 모세혈관 확장증이 나타날 수 있고 색소침착저하증이나 탈모증, 땀샘과 피부기름샘의 생성저하, 피하 섬유화가 발생할 수 있다(Box 5.1).

비대 흉터나 켈로이드 치료 시에 이용되는 저용량에서는 위와 같은 부작용이 거의 발생하지 않는다. 적정량 이상의 조사를 하였을 경우 홍반이 발생할 수는 있으나 눈에 띌 정도는 아니다. 여러 번의 실험에서 절제술을 시행한 상처에서 치료할 때에는 후유증이 없는 것으로 밝혀졌다. 또한 후기 후유증 또한 거의 없는 것으로 밝혀졌다. 그러나 색소침착저하증과 같은 합병증은 5~10% 이하로 나타나고 있다. 또한 흉터 수축이나 섬유화 같은 것도 매우 낮은 발생률을 보이고 있다. 영구적으로 부분적인 탈모증도 거의 발생하지 않는다.

비종양성 치료에 있어서 가장 중요시해야 할 점 중 하나는 젊고 건강한 성인에서 2차적으로 악성화가 될 가능성이 있느냐 하는 것이다. 치료에 저용량을 사용할 경우 이상하게도 고용량보다 암화되는 경향이 더 강하였다. 치사량 직전의 방사선은 DNA의 돌연변이를 일으키고 세포독성을 야기한다. 비록 켈로이드에 대한 방사선 조사에서 암이 발생했다는 보고는 없었지만 이것들은 추적기간이 1~8년 정도였다. 하지만 암이 발생되려면 10~30년 정도의 시간이 필요하다. 켈로이드 치료 후 몇몇 경우에서 암이 의심되는 결과가 나타났다는 보고는 있다. 어떤 남자 환자의 경우 볼에 방사선 조사를 받은 뒤 8년 후 갑상선이 발생하였으며 두 명의 여성은 흉곽에 방사선 조사 후 유방암이 20년과 30년 뒤에 발생하였다. 그중 한 명은 고용량의 방사선으로 인한 유방 발육저하가 있었으며 다른 한 명은 주변부에 두 개의 미시기의 원발성 병변이 보였다. 이러한 것을 볼 때 유방이나 갑상선과 같이 방사선에 민감한 부위에 치료를 할 경우에는 주의가 필요하지만 많은 수의 치료 건수를 볼 때 암의 발생률은 매우 낮다.

피부에 대한 방사선 치료의 용량에 따른 임상적 효과

급성 효과
- 홍반
- 건성 낙설
- 습성 낙설

후기 효과
- 색소침착저하증
- 과다색소침착
- 모세혈관 확장증(위축)
- 영구적 탈모
- 피하 섬유화
- 괴사

Box 5.1 피부에 대한 방사선 치료의 용량에 따른 임상적 효과

추가

어떤 임의의 후향성 연구에서 저용량의 방사선 조사가 비대 흉터와 켈로이드를 막는데 효과가 있다는 것을 보고하였다. 절제 후 방사선 치료는 가장 안전하면서 효과적인 치료법으로 알려져 있다. 신중하게 선택된 환자들에 대해서는 매우 안전하다. 대부분의 환자들에 있어서 보다 보전적인 방법으로 치료를 하다가 실패하는 경우 방사선 치료를 하는 경우가 많다. 그러나 이런 경우 2차적 암의 발생 가능성이나 미용적인 면에서 좋지 않은 결과를 초래할 가능성이 높아진다. 그러므로 이런 환자들에 있어서는 매우 조심해야 하며 미용적으로 안 좋은 결과가 있을 것으로 예상되는 환자들의 경우에는 초기에 보존적 치료를 하는 것이 더 적당할 것 같다. 유아나 어린 아이들은 예외적인 경우에 한해서만 시행해야 하며 유방이나 갑상선과 같은 부위는 피해야 한다. 모든 환자들에서 정상 조직에 조사되는 방사선량

을 최소화해야 한다.

가장 흔하게 사용되는 치료로는 kV의 광자와 mV의 전자를 혼합해서 외부에서 조사하는 것이다. 총 조사량을 10~15 Gy 정도로 해서 며칠에 걸쳐 목표된 조직에 가게 하는 것이다. 임상적인 연구결과가 미약하긴 하지만 절제 후 24~48시간 이내에 방사선 조사를 시작하는 것이 좋다. 치료계획이 복잡하고 치료시기가 매우 중요하기 때문에 조기에 방사선 전문가와 상의하면 위험도를 감소시키고 효과를 증대시킬 수 있다. 재발률이 80~90%의 환자에서 매우 감소하였으며 비대 흉터와 켈로이드에서 절제가 불가능한 환자에서는 절제하지 않고 방사선 조사만 하는 것도 가능하다. 하지만 이것은 효과가 좋지 않기 때문에 일반적 치료법으로는 권장되지 않는다.

참고문헌

Borok TL, Bray M, Sinclair I, et al 1988 Role of ionizing irradiation for 393 keloids. International Journal of Radiation, Oncology, Biology, Physics 15:865 – 870

Doornbos JF, Stoffel TJ, Hass AC, et al 1990 The role of kilovoltage irradiation in the treatment of keloids. International Journal of Radiation, Oncology, Biology, Physics 18:833 – 839

Emami B, Lyman J, Brown A, et al 1991 Tolerance of normal tissue to therapeutic irradiation. International Journal of Radiation, Oncology, Biology, Physics 21:109 – 122

Inalsingh CH 1974 An experience in treating five hundred and one patients with keloids. Johns Hopkins Medical Journal 134:284 – 290

Kovalic JJ, Perez CA 1989 Radiation therapy following keloidectomy: a 20-year experience. International Journal of Radiation, Oncology, Biology, Physics 17:77 – 80

Lo TC, Seckel BR, Salzman FA, Wright KA 1990 Single-dose electron beam irradiation in treatment and prevention of keloids and hypertrophic scars. Radiotherapy and Oncology 19:267 – 272

Rubin P, Soni A, Williams JP 1999 The molecular and cellular biologic basis for the radiation treatment of benign proliferative diseases. Seminars in Radiation and Oncology 9:203 – 214

Sclafani AP, Gordon L, Chadha M, Romo T III 1996 Prevention of earlobe keloid recurrence with postoperative corticosteroid injections versus radiation therapy: a randomized, prospective study and review of the literature. Dermatologic Surgery 22:569 – 574

Tibbs MK 1997 Wound healing following radiation therapy: a review. Radiotherapy and Oncology 42:99 – 106

6 레이저에 의해 유발되는 흉터의 재색소침착

Laser-induced Repigmentation of Scars

Roy G.Geronemus, Galen H. Fisher

서론

흉터가 두드러져 보이는 이유는 주변 피부의 색깔과 다르기 때문이다. 흉터의 색상 변화는 홍반, 일시적인 과다색소침착과 색소침착저하증 등이 원인이 된다. 홍반은 미성숙한 흉터에 발생하는 전형적인 증상이며 이에 대한 치료는 다른 장에 기술되어 있다. 이 장에서는 자외선 B(UVB)를 이용한 색소침착저하증 흉터 치료에 중점을 두어 살펴보기로 한다.

색소침착저하증의 원인

성숙한 흉터는 주변의 정상 피부에 비해 색소침착이 저하되어 있는 것처럼 보인다. 이런 현상에 대한 가장 일반적인 설명은 주변 피부에 비해 멜라닌세포의 수가 감소해 있기 때문이라고 하는 것이다. 그러나 Velangi 등에 의해 시행된 면역조직 화학적 분석에 따르면 흉터조직 내에 멜라닌세포가 잘 보존되어 있는 것으로 밝혀졌다. 이 발견은 색소침착저하증이 단순히 멜라닌세포의 감소에 의해 일어나는 것이 아니라 오히려 콜라겐과 미세혈관구조의 변화에 의한 광학적 효과 때문일 가능성을 생각하게 하였다. 이 연구는 또한 UVB를 방출하는 레이저와 광선요법(phototherapy) 장치를 이용한 재색소침착 치료의 이론적인 기초를 마련해 주었다.

재색소 침착을 위한 UVB 레이저의 사용

UVB 스펙트럼의 광에너지는 색소침착저하증, 피부위축증, CO_2 레이저 재생술에 의한 백반증, 레이저 문신 제거술 도중 발생한 백반증의 재색소침착에 유용한 것으로 나타났다. UVB는 모든 피부 타입(Ⅰ~Ⅵ) 환자에게서 색소침착이 저하된 흉터를 치료하는데 효과적이다.

UVB 레이저 치료가 필요한 경우

이 치료를 실시하기에 좋은 후보는 UVB 광선요법에 금기증이 없는 색소침착저하증 흉터를 가진 환자이다. 금기증으로는 광민감성 유전피부병, SLE와 같은 광과민성 증세, 이전의 피부암 경력, UVB 치료 부위에 방사선 치료를 받은 경력, 면역억제가 필요한 장기이식을 받은 경력, 광과민성 약제를 투여 받은 경력이 있는 경우 등이다. 환자에게 이 치료는 여러 번의 반복치료와 유지요법이 필요하다는 것을 주지시키는 것도 중요하다.

기대 효과

308 nm의 Excimer 레이저를 사용해 본 필자의 경험에 따르면 UVB 치료에 의한 효과는 다음과 같이 정리해 볼 수 있다(Hand-held Phototherapy device인 Lumenis; Relume를 이용해서도 비슷한 결과를 얻을 수 있다[그림 6.1]). 흉터의 색소침착저하증을 격주 간격으로 9번 치료한 경우에 평균 62%의 개선이 나타났다(그림 6.2). 이 재색소침착은 영구적인 것이 아니며 대부분의 환자는 5~6개월 후 원래 상태로 돌아간다는 사실을 인식해야 한다(그림 6.2). 이렇게 유발된 색소침착은 어두운 피부를 가진 환자들에게서 좀 더 잘 유지된다는 사실도 관찰하였다(Ⅲ~Ⅵ).

일반적으로 이 치료는 안전하고 통증이 적다. 치료 자체는 무통증이며 308 nm의 광선을 흡수하는 국소제재의 투여를 중단하는 정도의 시술 전 준비만 해주면 된다. 부작용은 홍반이나 수포의 생성, 국소적 자극증상, 광알레르기 반응, 색소침착저하증 등이지만 이 모두는 드물게 일어나는 편이다. 또한 이론적으로는 광선 손상 유발과 비흑색종성 피부암 유발의 위험도

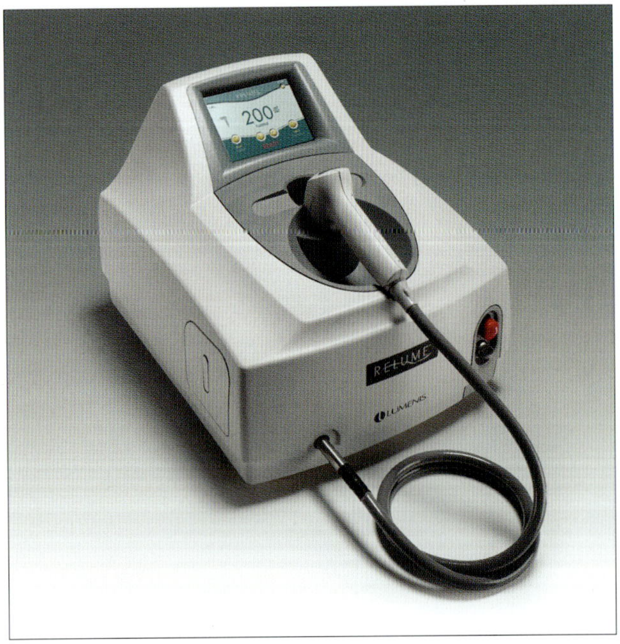

그림 6.1 핸드헬드 UVB-조사 레이저. Relume 제공

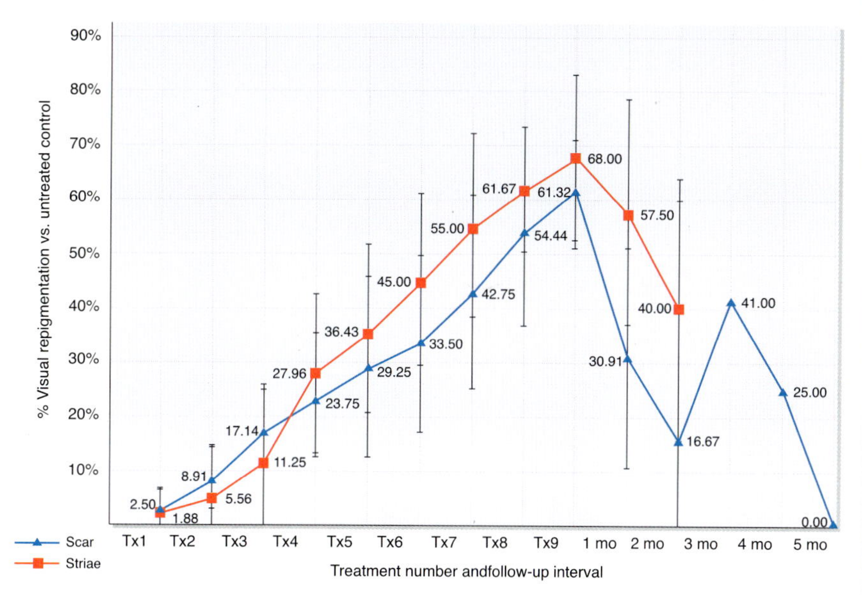

그림 6.2 3명의 통제된 관찰자에 의해 기록된 색소침착 교정의 평균 퍼센테이지 그래프. 치료 부위의 색소침착은 같은 곳의 치료받지 않은 통제된 부위와 육안적으로 비교하였다. X축은 치료 횟수(주 단위)와 추적 관찰 간격(월 단위)이다.

있다. 그러나 지금 현재 이러한 암유발성 위험성을 측정할 수 있는 연구는 진행되어 있지 않지만, UVB의 조사량을 생각하면 염려할 정도는 아니다.

치료 전략

치료 전략은 먼저 환자의 최소 홍반량(MED)을 측정하는 것으로 시작한다. 이 과정은 몸통이나 팔의 안쪽에 100~300 mJ/cm^2 범위에서 50 mJ/cm^{2}씩 증가하는 시험적 조사를 해 보는 것이다. MED는 테스트 후 24시간 동안 측정할 수 있다. 치료 시 처음에는 MED보다 50 mJ/cm^{2}이 낮은 양을 조사한다. 치료는 격주 간격으로 행한다. 홍반이나 임상적인 개선이 더 이상 이루어지지 않을 때까지 조사량을 유지한다. 시술 후 특별한 관리는 필요하지 않으나 환자로 하여금 시술 부위에 직접 태양광선을 노출시키지 말 것을 당부한다(노출될 경우 너무 많은 조사량을 받을 수 있기 때문이다). 환자는 바람직한 임상적 결과가 나타날 때까지 격주간의 치료를 받아야 한다(그림 6.3A~D, 6.4A~B). 저자의 경험으로 볼 때 보통 7~10회의 치료를 실시한다. 주변 정상적인 피부조직이 과도한 색소침착을 일으키지 않도록 시술 시에 환부 주변을 UVB에 노출되지 않도록 잘 막아 주어야 한다. 카드보드나 설압자와 같은 불투명한 물질을 사용하거나, 혹은 UVB 불투과성 플렉시글라스(plexiglass)를 쓸 수 있다. 카드보드의 장점은 환자의 흉터에 맞추어 잘라서 쓸 수 있다는 점이다(그림 6.5). 카드보드지는 환자의 기록차트에 끼워두고 다음 치료 시에 또 사용할 수 있다. 저자는 환부의 보호를 위해 일광차단제를 사용하는 것을 권장하지 않는데, 왜냐하면

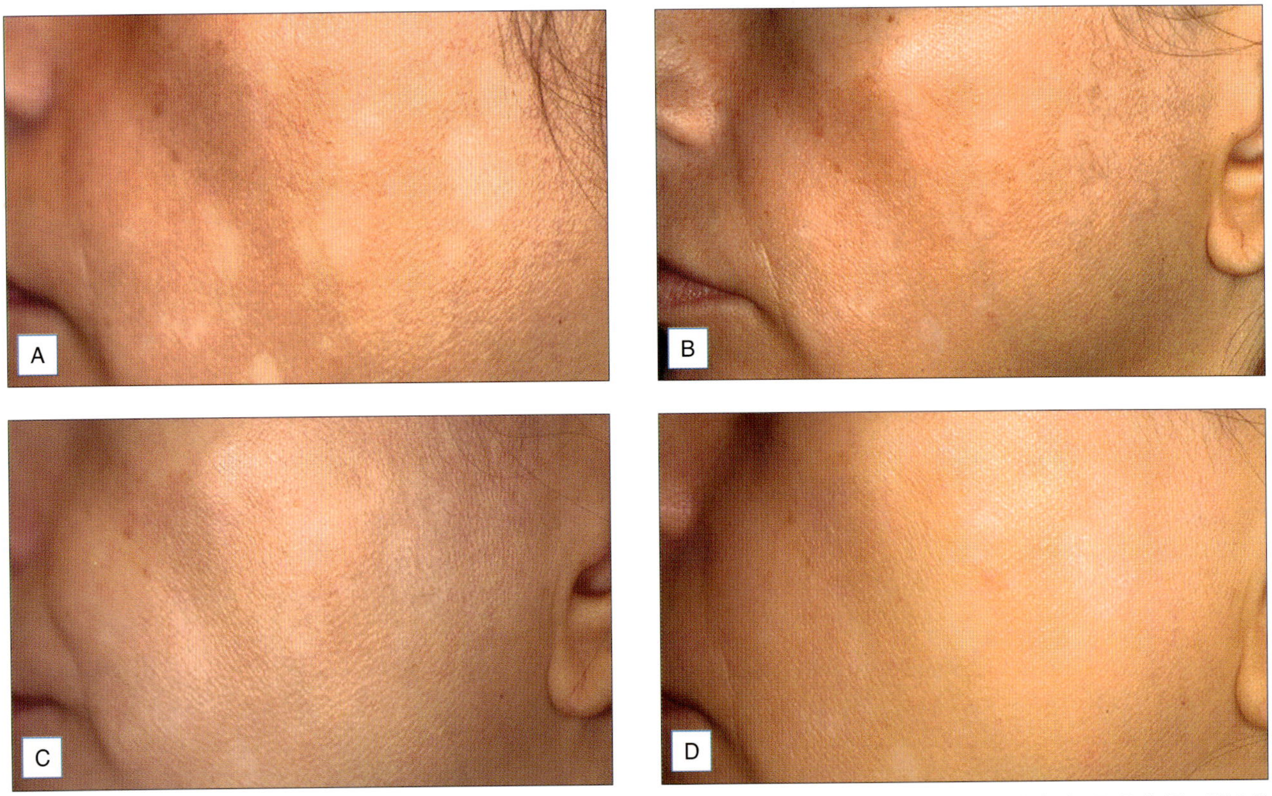

그림 6.3 308 nm Excimer 레이저로 치료한 색소침착저하 흉터. (A) 왼쪽 뺨에 색소침착이 저하된 흉터가 보인다. 5회의 치료를 통해 (B) 재색소침착이 일어났다 : 치료 중지 2개월 후 색소침착이 약간 저하된 소견이 보이며 (C) 6개월 후 추적 관찰 (D) 흉터가 다른 부위와 비슷하게 보인다.

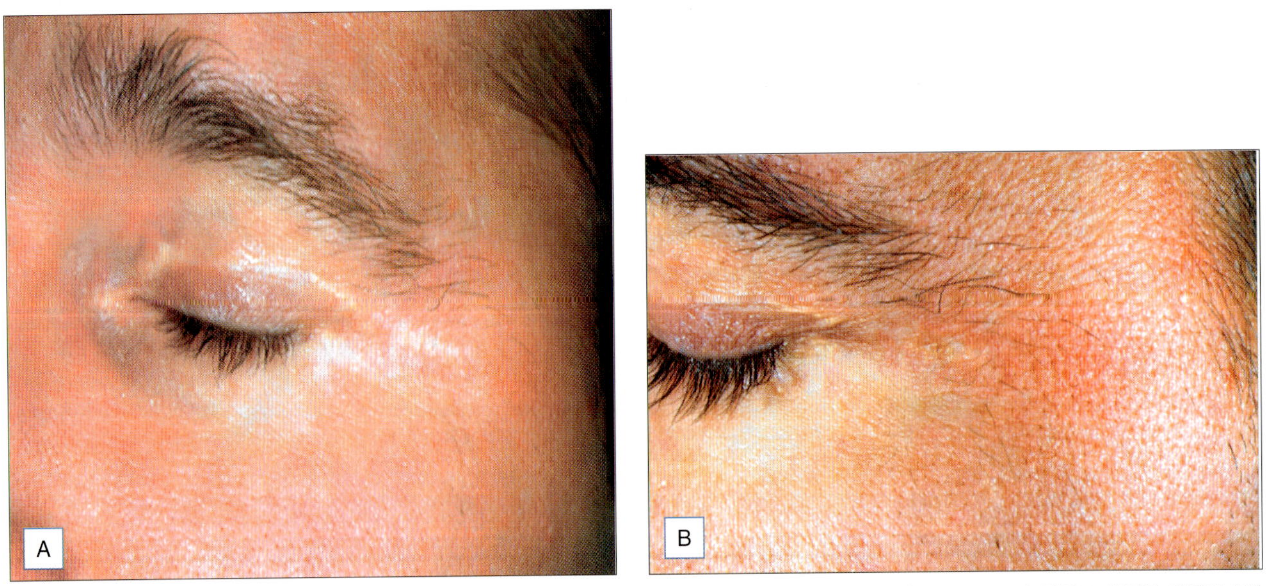

그림 6.4 (A) 바깥쪽으로 진행하고 있는 윗눈꺼풀의 안검미용술 후 색소침착저하 흉터의 사진. (B) 핸드헬드 UVB-조사 광치료 장치를 이용해 9번 치료한 후의 재색소침착 결과

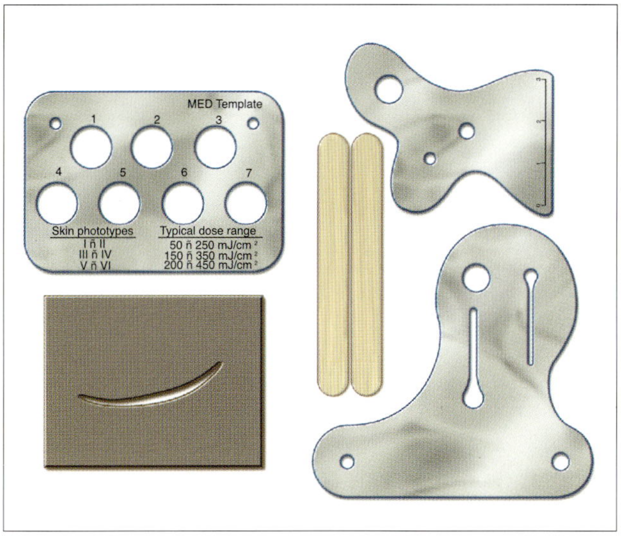

그림 6.5 상업적으로 판매되고 있고 직접 제작 가능한 UVB 방어 장치. 이것들을 이용해 색소침착이 떨어지는 부분만 치료가 가능하며 다른 주변 부위의 과다색소침착을 막을 수 있다.

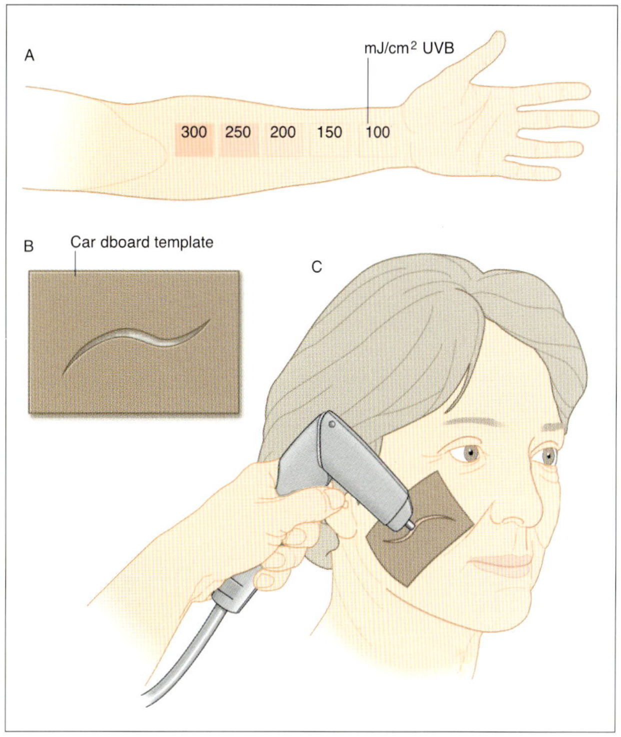

그림 6.6 흉터에 대한 레이저 재색소침착. (A)에서 보듯이, 처음에는 환자의 MED를 알아내야 한다. 팔 안쪽과 같이 태양빛이 닿지 않는 부위에 주로 행해진다. UVB가 100~300 J까지 50 J단위로 증가하면서 조사된다. MED가 결정되면, 다른 정상 부위는 보호해줄 수 있는 템플릿을 제작한다. (B) 그리고 2주 단위로 치료를 실시하고 홍반과 임상적인 개선이 보이지 않으면 50 J씩 조사량을 올린다.

흉터를 보호할 만큼 충분한 정도의 차단제가 사용되지 못할 가능성과 레이저 시술 시에 레이저의 광출력 부분이 일광차단제로 인해 오염될 소지가 있기 때문이다. 유지요법은 매 1~2개월 간격으로 실시하며(피부 타입 Ⅰ~Ⅱ), 어두운 피부를 가지고 있는 환자는 간격을 더 늘려도 된다(그림 6.6, Box 6.1).

UVB-유발성 재색소침착 방법의 개관

- MED 수립
- 처음에는 MED보다 50 mJ/cm²이 낮은 양에서 치료를 시작한다.
- 홍반이나 임상적 개선이 이루어지지 않을 경우 50 mJ/cm²씩 증가시킨다.
- 바람직한 색소침착이 유도될 때까지 격주간의 치료를 받아야 한다.
- 필요에 따라 2개월 간격으로 유지요법을 실시한다.

Box 6.1 UVB-유발성 재색소침착 방법의 개관

치료 도구

현재 손으로 들고 쓰는 소형 UVB 조사장치는 두 가지 종류가 쓰이고 있다. 첫 번째는 308 nm Excimer 레이저이고 두 번째는 Lumenis' Relume UVB handheld phototherapy device(290~320 nm의 UVB 방출)이다. 두 장치 모두 안전하고 성공적으로 흉터의 재색소 침착을 유도한다. 저자는 두 장치 중 하나가 특별히 우월성을 띠는 사항은 없는 것으로 생각하고 있다.

대안적 치료법

UVB를 이용한 치료법 이외에, 이론적으로 '멜라닌세포 이식' 이라는

백반증의 치료에 이용되는 외과적 시술을 사용할 수도 있다. 저자는 흉터의 재색소 침착을 위해 이 방법을 사용해 보지는 못하였지만, 이론적으로 환자가 좀 더 영구적인 결과를 원할 때 이용할 수 있는 더 강력한 방법으로 증명될 경우 충분히 도입할 의사가 있다.그러나 Velangi 등의 연구에서 흉터의 색소저하 현상이 멜라닌세포의 감소로 이루어지는 것이 아니라는 것이 밝혀진 것을 보면 이 요법에 의문이 생긴다.

멜라닌세포 이식

멜라닌세포 이식은 난치성 백반증을 치료할 때 사용해 오고 있는 방법이다. 현재 백반증을 치료하기 위해 쓰는 멜라닌세포 이식 방법은 네 가지 정도의 종류가 있다. 즉, 펀치 이식(Punch grafting), suction or psoralen plus UVA(PUVA) blister grafting, 초박절편 피부이식(ultrathin thickness skin grafting) 그리고 멜라닌세포 배양 이식(cultured melanocyte transfer)이다. 마지막 방법인 멜라닌세포 배양 이식은 아직 멜라닌세포 배양이 제한되어 있고 배양 성공 사례에서도 논란이 많아, 앞의 세 가지 방법을 간단하게 설명하고자 한다.

미세 펀치 이식 (Punch Micrografting)

미세 펀치 이식(punch micrografting)은 백반증 부위에 색소침착 섬(pigment island)을 심는 방법이다. 심은 후 섬에 있는 멜라닌세포가 주변의 백반증 부위로 퍼져나가면서 차츰차츰 탈색된 부분을 재색소로 침착시키게 된다. 시술은 매우 간단하다. 1.5~2 mm의 원형절제기로 표피와 피하조직의 플러그(plug)를 제거하여 이식할 섬을 공여받을 자리를 확보한다. 다음 정상적인 피부의 전층 피부 플러그 이식물을 정확히 공여받을 자리의 지름과 똑같은 크기로 잘라내 이식한다(그림 6.7). 미용적으로 부담이 가지 않으며, 공여받은 백반 부위의 피부 질감에 가까운 부위에서 플러그 이식물을 채취하는 것이 가장 좋다. 이식된 플러그는 봉합하거나 혹은 단순하게 밀폐드레싱을 하여 1주일간 유지시킨다. 부작용으로 감염, 출혈, 흉터 형성과 완진하지 못한 색소침착으로 인해 자갈밭이나 좀먹은 듯한 양상의 피부가 나타날 수 있다. 환자가 켈로이드 병력이 있을 경우에는 조심스럽게 실시해야 한다.

표피 수포 루프 (Epidermal blister roofs)

이 두 번째 방법은 표피 수포 루프를 이용하는 것이다(그림 6.8). 수포를 생성하기 위해 진공 장치나 PUVA 등을 이용한다. 최근의 보고에 의하면 단순한 50 ml 주사기와 압력계, 3중마개를 이용하여 저렴하고 쉽게 흡입성 수포를 만들어 낼 수 있다고 한다. 수포의 루프를 채취하여 멸균된 식염수나 식염수에 적신 거즈에 보관한다. 공여받을 부위는 CO_2나 Er:YAG(er-

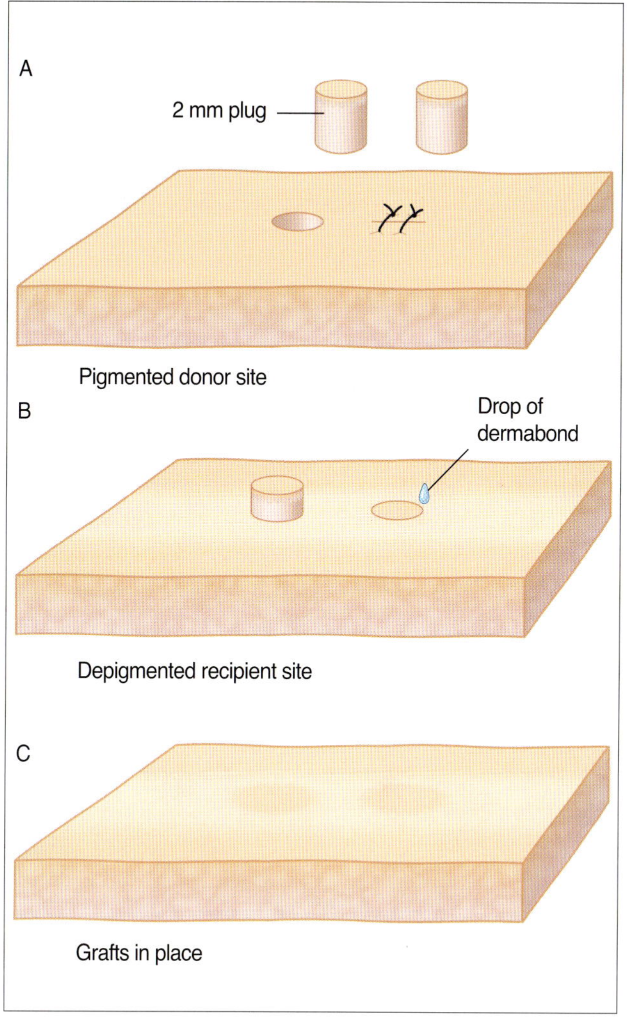

그림 6.7 천공 이식의 과정. (A) 정상적으로 색소침착된 피부에서 2 mm 정도의 플러그를 얻어낸다. (B) 이것들을 색소침착 저하 흉터 부위 내의 공여 부위로 옮긴다. (C) 시간이 지나면서 색소세포가 주변 몇 mm으로 증식해 나가게 된다.

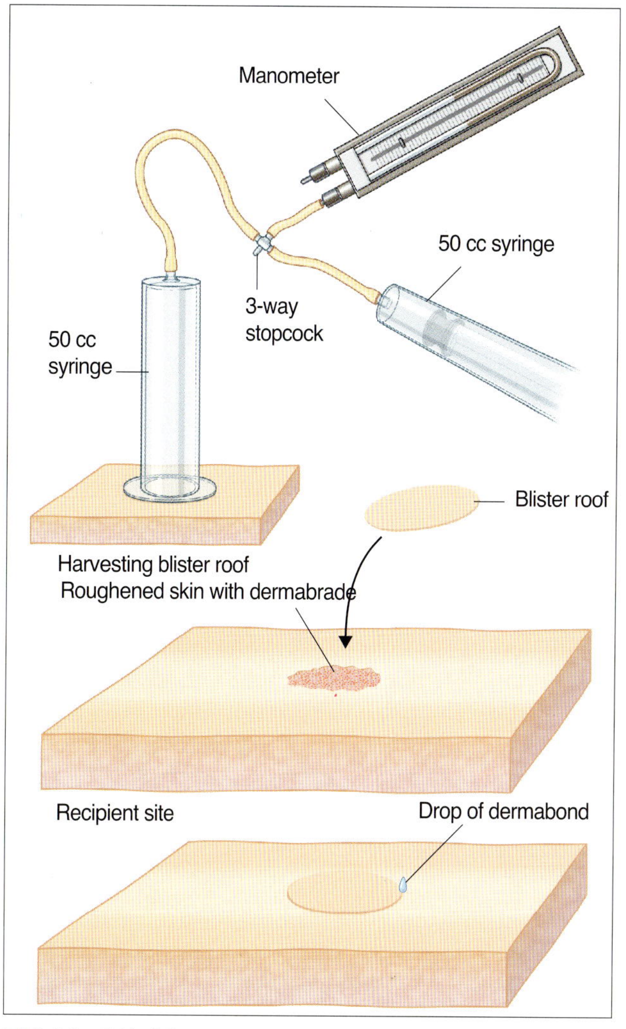

그림 6.8 흡입 혹은 PUVA 수포 이식술. 처음에 흡입성 수포를 만들어 준다. (A) 음압을 정상 피부에 가해(PUVA를 미리 처리하여 수포 발생이 쉽게 한다). (B) 수여 부위는 상피를 제거하여 준비한다(suction blister나 dermabrasion 등으로). 공여 부위의 이식편을 이식 부위에 옮긴 후 치유되도록 한다. (C) 이렇게 하여 정상적으로 색소침착된 피부가 색소침착 저하 부위로 이식된다.

bium:yttrium-aluminium-garnet) 레이저를 이용하거나 기본적인 박피술을 이용해 절제한다. 수포 루프 이식(Blister roof graft)을 이렇게 준비된 공여받을 부위에 놓고 밀폐 드레싱을 한 후 일주일간 유지한다. 이 방법의 합병증으로는 공여한 부위의 과다색소 침착과 이식 실패 등이 있다. 공여한 부위에 흉터가 발생했다는 보고는 없다. 세 번째 방법은 초박절편 피부 이식을 하는 방법이 있다. Flip-top grafting(그림 6.9, 6.10)인데, 이 방법의 성공은 초박절편 이식물의 사용에 달려 있다(<0.001 mm). 이 방법의 주된 단점은 이식부를 채취하는데 따르는 기술적 어려움이다. 술후 관리는 밀폐 드레싱으로 이식부가 제자리에 위치하고 유지되도록 하여야 한다.

UVB을 이용해 흉터의 재색소침착을 꾀하는 방법 외에, 현재 저자는

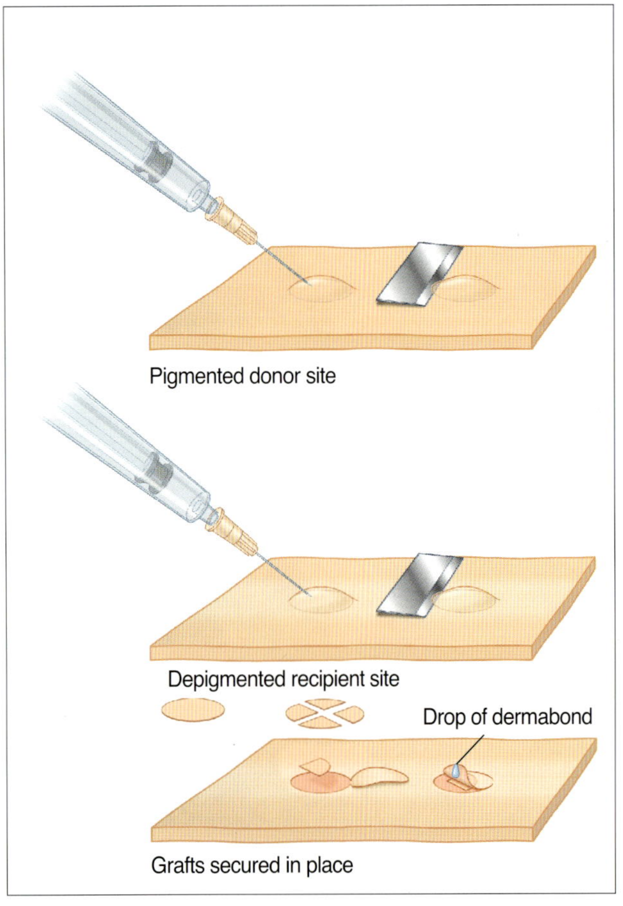

그림 6.9 Flip-top 색소 이전법. (A) 공여 부위 피부를 얻어낸다. 국소 마취를 이용하여 피부를 조금 융기시키고 얇게 색소침착된 상피 부위를 떠낸다. (B) 수여 부위를 준비하는 모습. A와 대부분 같으나 상피 부위를 완전히 떠내지 않고 매우 얇은 'Flip-top' 피판을 만든다. (C) 5 mm 직경으로 떠내진 graft를 4~5조각으로 균등하게 나누어 수여 부위에 넣고 dermabond로 접착시킨다.

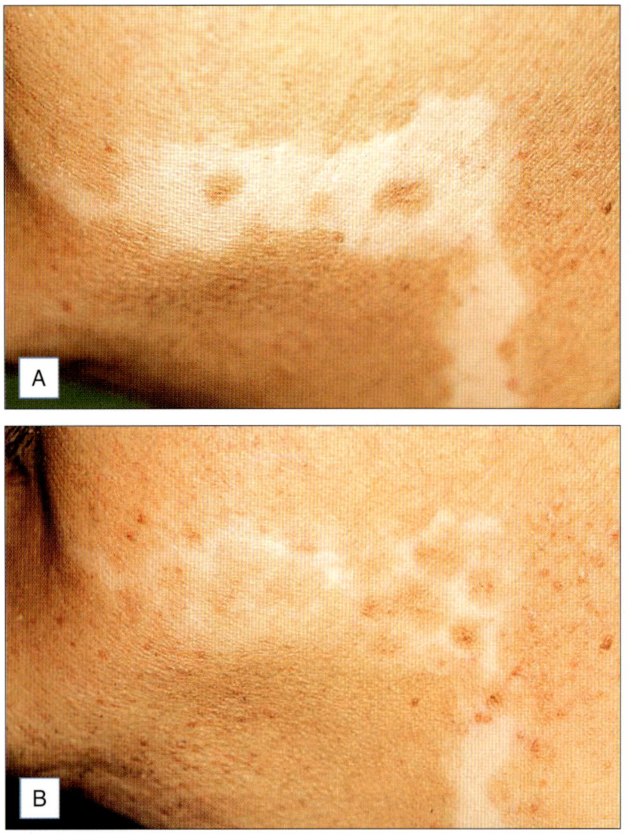

그림 6.10 백반증 치료를 위해 Flip-top 이식을 한 모습. (A) 백반증이 있는 환자가 2개의 graft를 받고 난 모습. (B) 5달 후 9개의 graft를 이식한 모습

fractional Photo Thermolysis(Fraxel laser, Reliant technologies, Palo-Alto, CA)의 흥미롭고 역설적인 결과에 주목하고 있다. 분획 광열분해술(Fractional photothermolysis)에서는 적외선의 중간 영역인 1550 nm의 레이저를 이용하여 피부에 미세한 열 손상의 기둥을 만들어(micro-thermal zones : MTZs) 표피와 진피의 재형성을 유도한다. 각 MTZ는 50 ㎛ 정도의 직경이다(더 강한 에너지를 받을 경우 직경이 조금 넓어짐). MTZ의 밀도는 다양하지만 보통 한 번 치료당 2000/cm^2 정도가 된다. 나타난 결과로는 이 방법이 색소 이상을 치료하는데 가장 효과적인 방법으로 생각된다. 문신 제거 레이저로 인해 생긴 백반증을 치료할 때에는 색소침착이 일어난다. 그러나 얼굴 부위의 기미나 광유도성 흑자에 의한 이차적 색소침착 부위에서는 색소가 감소하게 되어 주변의 피부에 비해 더욱 정상화가 잘 된다고 한다. 이 방법으로 정상 피부의 과다색소침착의 발생 여부는 아직 확인되지 않고 있다. 아직 이 방법은 임상적인 반응과 지속 기간을

조정하는 변수를 연구하고 있는 단계에 있다.

참고문헌

Alexiades-Armenakas MR, Bernstein LJ, Friedman PM, Geronemus RG 2004 The safety and efficacy of the 308-nm excimer laser for pigment correction of hypopigmented scars and striae alba. Archives of Dermatology 140:955 – 960

Arroyo MP, Tift L 2003 Vitiligo therapy: where are we now? Journal of Drugs in Dermatology 2:404 – 408

Falabella R 2003 Surgical treatment of vitiligo: why, when and how. Journal of the European Academy of Dermatology and Venereology 17:518 – 520

Friedman PM, Geronemus RG 2001 Use of the 308-nm excimer laser for postresurfacing leukoderma. Archives of Dermatology 137:824 – 825

Gupta S, Shroff S, Gupta S 1999 Modified technique of suction blistering for epidermal grafting in vitiligo. International Journal of Dermatology 38:306 – 309

Issa CM, Rehder J, Taube MB 2003 Melanocyte transplantation for the treatment of vitiligo:effects of different surgical techniques. European Journal of Dermatology 13:34 – 39

McGovern TW, Bolognia J, Leffell DJ 1999 Flip-top pigment transplantation: a novel transplantation procedure for the treatment of depigmentation. Archives of Dermatology 135:1305-1307

van Geel N, Ongenae K, Naeyaert JM 2001 Surgical techniques for vitiligo: a review. Dermatology 202:162 – 166

Velangi SS, Rees JL 2001 Why are scars pale? An immunohistochemical study indicating preservation of melanocyte number and function in surgical scars. ACTA Dermato-Venereologica 81:326 – 328

7 아프리카계 미국인과 특정한 위험성이 있는 인구집단의 흉터치료와 관리시에 고려해야 할 사항들

Special Considerations in Approach to Treatment and Management of Scars in African-Americans and Other Populations More at Risk

A. Paul Kelly

서론

소양감이나 통증이 있고 외관이 나쁜 흉터를 지니고 있는 환자들은 이런 병변이 암이 아니기를 바라고 있다. 그들은 켈로이드성 흉터를 지니고 있는 경우로, 켈로이드는 피부의 외상이나 유전적인 소인으로 인해 과도한 결합조직 반응이 일어나 양성의 과다한 피부 성장이 일어나는 병이다. 그러나 이전의 병력이 없는 경우에도 주로 흉골 주변에 켈로이드가 형성되는 경우도 있다. 켈로이드의 발생은 흑인에게서 가장 높다(Box 7.1). 그리고 백인에서 가장 적게 나타난다. 아시아 및 라틴계는 그 중간 정도에 위치한다. 백인에 대한 흑인의 켈로이드 발생비는 약 5:1~16:1 정도가 된다. 외과적 수술 이후 일단 켈로이드가 재발하는 경우의 발생률은 인종에 상관없이 동일하다(Box 7.1). 귀뚫기 등으로 인해 발생한 귓불의 켈로이드가 가장 흔한데, 다른 부위에서 또 다른 켈로이드가 발생하지는 않았을 경우 이 환자가 반드시 켈로이드성 체질인 것으로 생각할 수는 없다. 켈로이드는 대부분 귓불의 뒷편에 존재한다(그림 7.1). 귓불의 전후면에 켈로이드가 함께 생겼을 경우 후면의 켈로이드가 대체로 좀 더 크다(그림 7.2). 또 다른 경우로 켈로이드가 귓불 주위를 둘러싸게 되어 외과적 수술이 어렵게 되는 상황도 있다(그림 7.3). 다른 켈로이드 호발 부위는 목의 전면부와 측면부(그림 7.4), 가

켈로이드와 비대 흉터의 임상적 차이점

- 켈로이드의 가족력
- 감염된 시술 부위
- 흉부 가운데, 어깨
- 열화상 또는 화학화상
- 흉터 위 장력
- 검은 피부

Box 7.1 켈로이드와 비대 흉터의 임상적 차이점

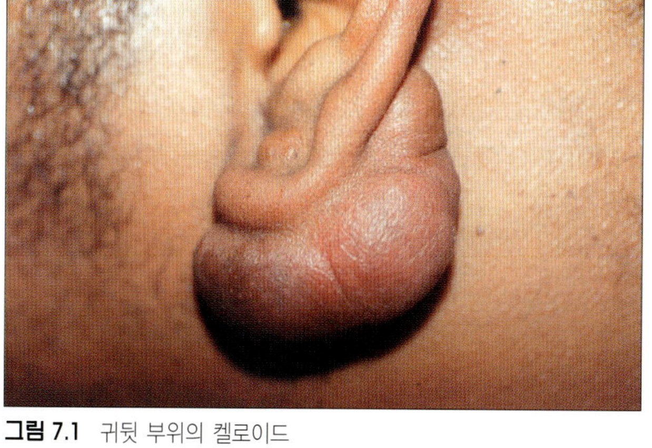

그림 7.1 귀뒷 부위의 켈로이드

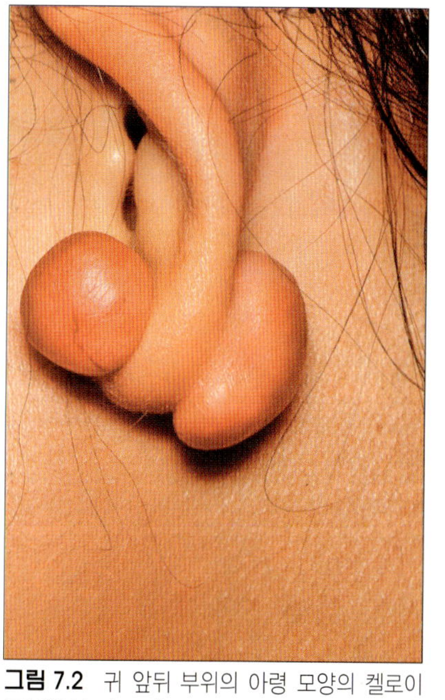

그림 7.2 귀 앞뒤 부위의 아령 모양의 켈로이드(뒤쪽이 더 크다)

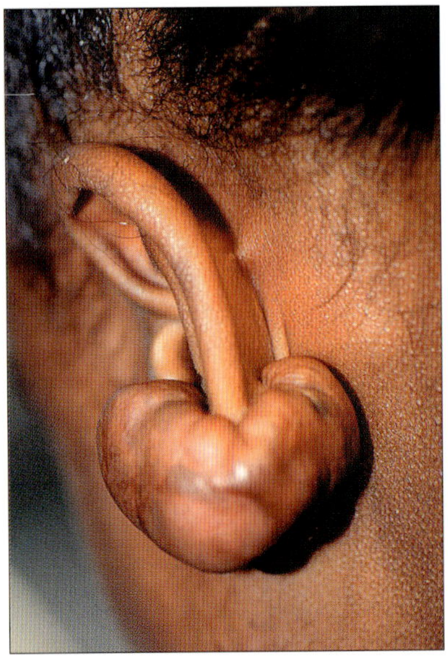

그림 7.3 왼쪽 귀에 둘러진 형태 (wrap-around)의 켈로이드

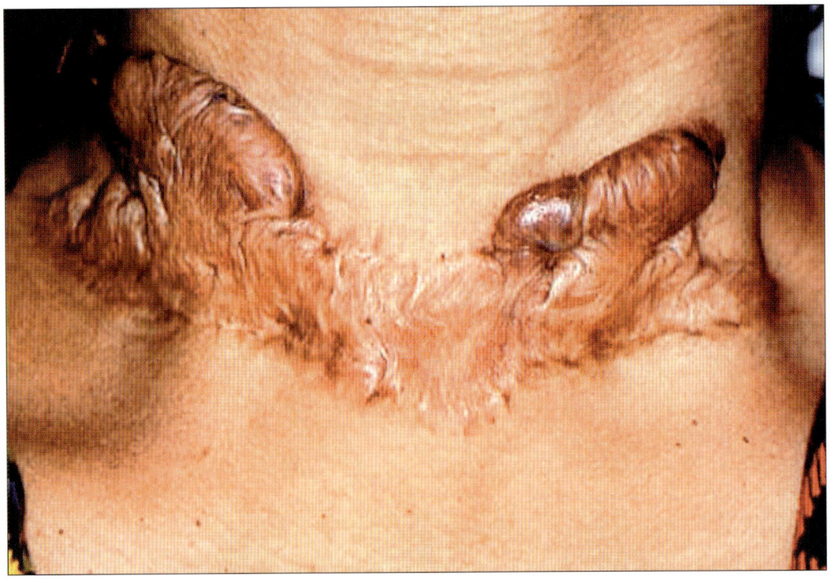

그림 7.4 목 앞과 옆 부위의 켈로이드

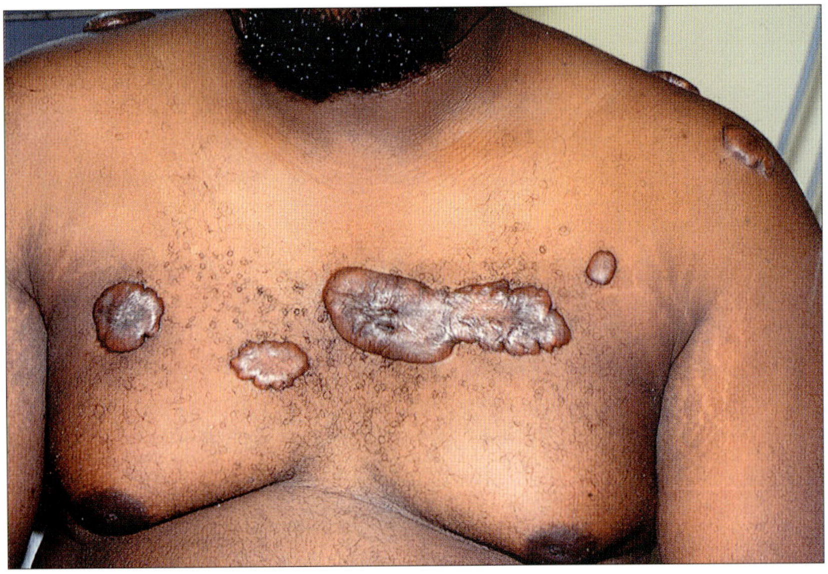

그림 7.5 가슴의 켈로이드

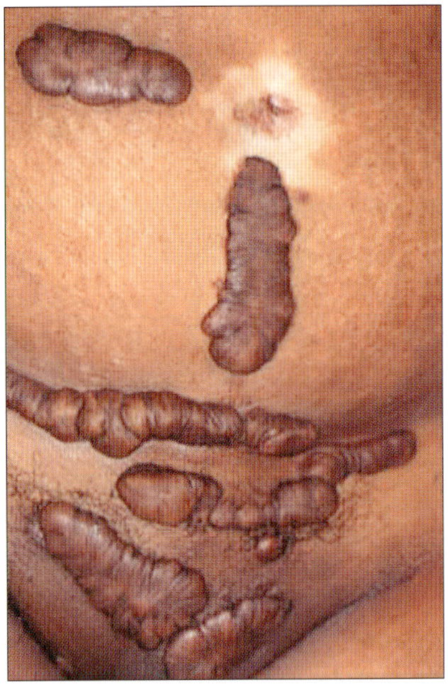

그림 7.6 복부의 켈로이드와 40 mg/cc의 traimcinolone acetonide 주입으로 색소침착 저하가 일어난 배꼽 부위

슴(그림 7.5), 복부(그림 7.6), 등의 위쪽이다. 켈로이드는 손이나 발, 두피나 겨드랑이에는 거의 발생하지 않는다(그림 7.7). 화학적 화상이나 열 화상을 입고 나서 이차적으로 켈로이드가 생기는 경우나 수두를 앓고 난 어린이의 경우를 제외하고는 대부분의 켈로이드는 20~30대 사이에서 발생한다. 켈로이드 발생에 대한 성별의 차이는 없다(단 귀뚫기 같은 경우에서 여성이 많기 때문에 차이가 날 수 있다. 그러나 최근 들어 남성들도 한쪽 귀에

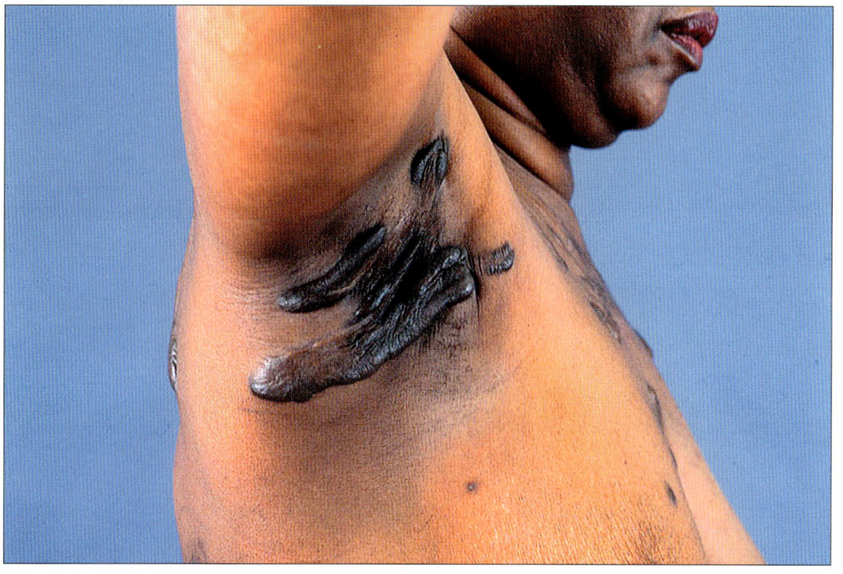

그림 7.7 오른쪽 겨드랑이 부위의 켈로이드

켈로이드와 비대 흉터의 임상적 차이점	
켈로이드	**비대 흉터**
임상적으로 정상 피부에 침입	외상 부위 내로 제한됨
환자의 수명이 다할 때까지 지속적으로 성장	늘 12~18개월 내에 자연스럽게 퇴행
종종 치료에 내성을 보임	치료에 반응
홍반 가장자리는 켈로이드의 지속적인 성장을 나타내며 환자 수명 내내 성장을 한다	2~3개월 후에는 성장하지 않는다
소양증, 통증, 작열감	항시 무증상

표 7.1 켈로이드와 비대 흉터의 임상적 차이점

피어싱을 하는 경우가 많아지고 있어 켈로이드 발생도 증가하고 있는 추세이다). 켈로이드는 처음에는 무증상이지만 시간이 지나면서 소양감과 함께 통증이 올수도 있으며 작열감이나 온감을 느낄 수도 있다.

초기 켈로이드와 비대 흉터의 감별진단은 어려운 편이다. 임상적으로 비대 흉터는 외상 부위 내로 범위가 제한되고, 치료에 반응이 있으며, 12~18개월 내에 관해된다. 한편 켈로이드는 외상 부위를 넘어 정상 조직으로 침범하며 치료에 반응성이 나쁘다(표 7.1).

치료를 시작하기 전에 의사는 예방적 조치에 대해 숙지하고 있어야 한다. 귀 뚫기나 불필요한 미용 수술(얼굴올림술, 유방 축소 및 확대 수술, 문신, 복부지방 제거술 등)을 해서는 안 된다. 모든 외과적 상처는 정상적인 장력이 가해지는 상태에서 봉합되어야 하며, 절개는 관절낭을 가로질러 해서는 안 되고, 흉부 가운데 부위의 절개는 피해야 하며, 또 절개선은 되도록이면 피부의 주름선을 따라야 한다. 환자의 부모나 형제가 켈로이드를 가지고 있을 경우에도 똑같이 주의한다.

켈로이드 치료의 황금률 (Keloid therapeutic gems)

켈로이드 치료에 있어서 인종과 피부색의 차이를 논하기 전에, 몇 가지 치료의 황금률에 대해서 알아두는 것이 좋다. 병소 내로 스테로이드 주입 전에 미리 EMLA(Rx AstraZeneca, Wilmington, DE) 크림과 L.M.X4 (Rx Ferndlae, Ferndlae, MI) 국소마취 크림을 켈로이드 부위에 두껍게 도포한 다음 1시간 정도 기다린다. 이후 진피 유두층(collagenase가 생성되는 곳) 내로 주사기를 삽입한다. 다음에 바늘을 조금 더 밀어 삽입한 후 바늘이 천천히 밀려서 나올 때를 기다린다. 진피와 상피 경계까지 이르면 Triamcinolone acetonide를 27~30게이지의 small bore needle을 이용해 주사하는데, 그 이유는 큰 바늘을 이용할 경우 생검용 천공과 같은 역할을 하게 되어 바늘 안이 켈로이드 조직으로 인해 막히기 때문이다. 켈로이드가 아직 굳어 있을 때에는 초기에 주사기를 이용해 주입할 때 더욱 주의해야 한다. 주사는 매 3주마다 실시하여야 하고 봉합이 제거된 후 2~3주 이내에는 실시하면 안 된다. 무시하고 주사할 경우 봉합 부위가 벌어지게 된다. 비록 본 저자는 스테로이드 과다 사용에 의한 부신억제 현상을 경험해 보지는 못하였으나 Triamcinolone acetonide 40 mg/cc는 최대 용량이 1인당 1.5 cc이다. 고용량을 더 주입해도 안전할 수 있으나 1.5 cc의

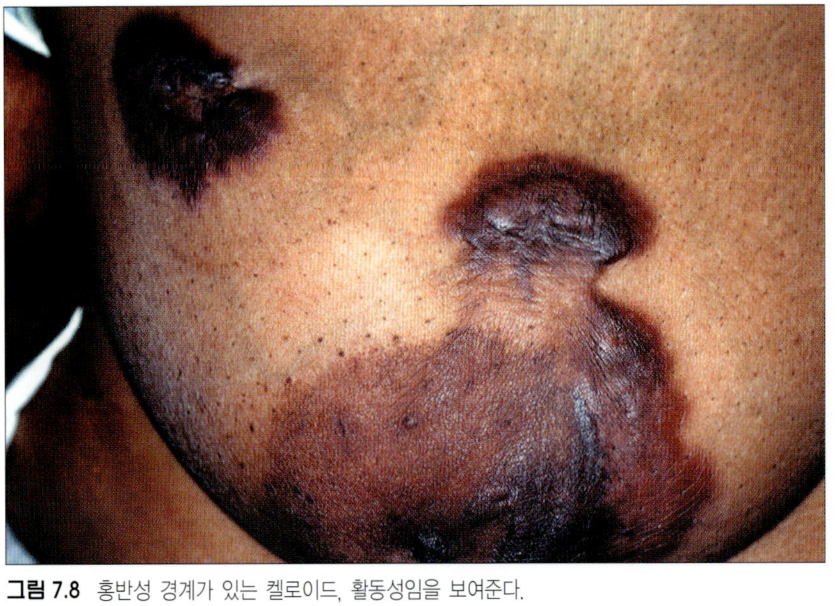

그림 7.8 홍반성 경계가 있는 켈로이드, 활동성임을 보여준다.

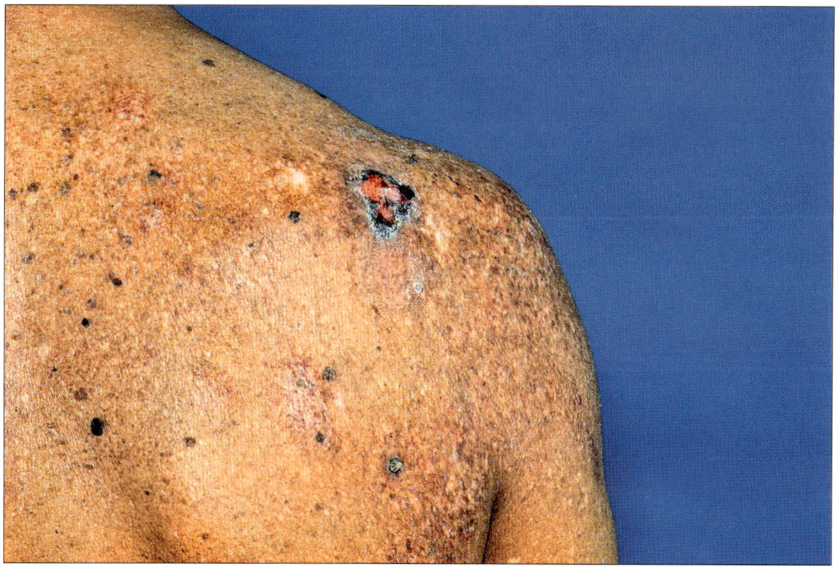

그림 7.9 켈로이드를 X-ray로 치료 후 발생한 병변 내 편평세포암

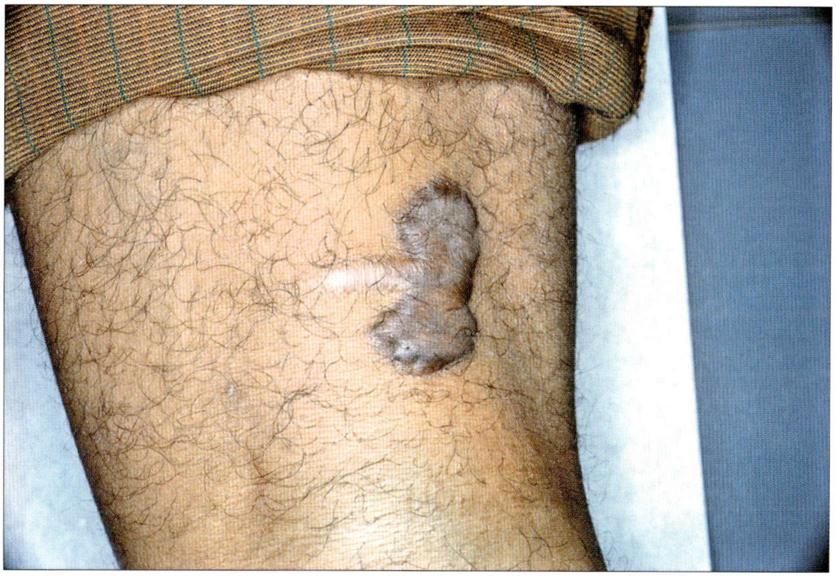

그림 7.10 켈로이드 내에 발생한 사르코이드(sarcoid)

Triamcinolone acetonide 40 mg/cc가 부작용을 일으킨 경우는 없다. 또한 외과적 제거술 시에 Triamcinolone acetonide 40 mg/cc와 2% 리도카인 용액을 절반씩 섞어 마취제로 이용한다. 주사 시술이 너무 통증이 심하고 어렵다면 켈로이드 주변부에 1%의 리도카인 용액을 주사한다. 이렇게하면 주사 시술 시에 통증이 없어진다. 스테로이드 주입으로 인해 상처의 회복이 늦어질 수 있으므로 봉합은 2~3주 정도 유지한다(얼굴의 경우 10일 정도면 충분하다).

환자가 켈로이드 치료를 받으러 내원할 때마다, 병변에 부분적으로 혹은 전체적으로 홍반성 경계가 있는지를 검사해야 한다(그림 7.9). 만약 홍반성 경계가 존재할 경우 이 켈로이드는 활성된 상태로 계속 커질 수 있기 때문이다. 이런 경계부의 활동성 병변은 V 빔이나 pulse-dye 레이저를 이용해 조절할 수 있다.

켈로이드 병변에 궤양이 있는 환자의 경우는 주기적으로 편평세포암에 대한 검사를 해야 한다(그림 7.9, 특히 기본적인 치료에 의해 궤양이 호전되지 않고 계속 확장된다면). 환자의 켈로이드 병변이 이전에 X-ray로 치료받았을 경우 생검이 필요할 수 있다. 보통 궤양 주위는 색소 이상이 일어나 있다. 또한 켈로이드가 적갈색의 색조를 띠고 있다면 사르코이드증(sarcoidosis)과도 감별해야 한다(그림 7.10).

치료

가장 많이 실시하는 쉬운 치료 시술은 인종이나 피부색에 상관없이 병변 내 스테로이드 주입 후 외과적으로 켈로이드를 절제해내는 것이다. 주사는 봉합이 제거된 후 2주 이내에 해서는 안 되며, 그 전에 실시할 경우 봉합 부분이 벌어져 버릴 수 있다. 주사는 매 3주 마다 실시하고 최소한 12시간 동안 압력이나 실리콘이 가해져야 한다. 켈로이드 치료에 대한 기본적인 사항은 이전에 설명하였다.

귀를 뚫은 환자는 켈로이드성 가족력이 있을 경우 켈로이드를 항시 주의해야 한다(Box 7.1).

인종간의 차이

병변 내 스테로이드 주입이 여전히 켈로이드 치료에 있어서 주된 방법이다. 그러나 어두운 피부를 가지고 있는 환자에게는 스테로이드 주입 치료를 할 경우 병변에 색소침착저하증이 일어나서 4~6개월 혹은 그 이상 동안 지속될 수 있음을 미리 알려주어야 한다(Triamcinolone acetonide 3 mg/cc나 그 이상의 용량이 색소이상을 잘 일으킨다).

냉동수술은 피부를 10~15초간 동결시킨 다음 부종을 일으켜서 Triamcinolone acetonide 주입을 좀 더 쉽게 하기 위한 방법이다. 그러나 냉동수술이 켈로이드에 대한 단독 치료로 이용될 경우 냉동 시간은 30~45초 정도가 되어야 한다. 하지만 20~25초 이상 냉동시술하면 색소침착저하증을 일으킬 수 있으며 이것은 1년 이상 지속된다(그림 7.6). 20초 이하로 냉동시술될 경우에는 냉동성 과다색소침착(cryohyperpigmentation)을 일으켜 6~12개월 동안 지속된다. 그러므로 어두운 피부를 지닌 환자에게 치료를 시작하기 전에 미리 피부 색소의 변화에 대한 사항을 미리 통보해야 한다.

Class I의 국소 스테로이드 제제를 오랫동안 사용할 경우 가끔씩 색소침착 저하증을 일으켜 어두운 피부를 지닌 사람에게는 더 큰 문제가 된다.

켈로이드 유도성 질환 (precipitating disease)

수두에 걸린 아프리카계 미국인 아이의 경우는 병소에 켈로이드가 자주 형성된다. 그들의 부모들은 미리 이에 대해 주의를 받아야 하며 흉터 형성을 억제하기 위한 치료를 서둘러 실시해야 한다. 대상포진 바이러스와 사교클럽의 낙인(fraternity branding)의 경우에도 켈로이드 형성을 유도할 수 있다. Pseudofolliculitis barbae(PFB)는 면도를 하는 아프리카계 미국인에게서 흔하게 나타나는 피부 질환이다. 이것은 다른 인종이나 여성, 자주 면도 하는 부위에서도 나타날 수 있다. 만성 염증은 콜라겐 형성을 촉진하며 이것은 차례로 켈로이드를 일으키게 된다(그림 7.12). PFB 유발성 켈로이드를 치료하는 방법은 기본적으로 다른 켈로이드를 치료하는 방법과 동일하다. 추가적으로 환자에게 그냥 수염을 기를 것을 권장하는데, 이것이 염증을 완화하며 절개 흉터를 감출 수 있기 때문이다. Battle과 Hobbs는 1064 nm Nd:YAG나 Pulse-diode 레이저가 치료에 매우 효과가 좋다고 보고되어 있다. 이 방법은 오래된 병변이 치유되는 것을 촉진하고 새로운 병변이 형성되는 것을 억제한다고 한다. 이 치료는 또한 흉터종여드름의 개선에도 도움이 된다고 한다.

흉터종여드름(Acne Keloidalis Nuchae; AKN)은 머리 뒷부분의 두피와 목 뒷부분에 켈로이드와 유사한 홍반(papule)과 판(plague)의 발생을 말하는 것으로 아프리카계 미국인 남자에서 거의 독점적으로 나타난다(그림 7.13). Knable 등의 연구에 따르면 미식축구 선수에게서 발생하는 AKN은 헬멧이 자주 목덜미 쪽에 모낭염을 일으키고 켈로이드성 구진을

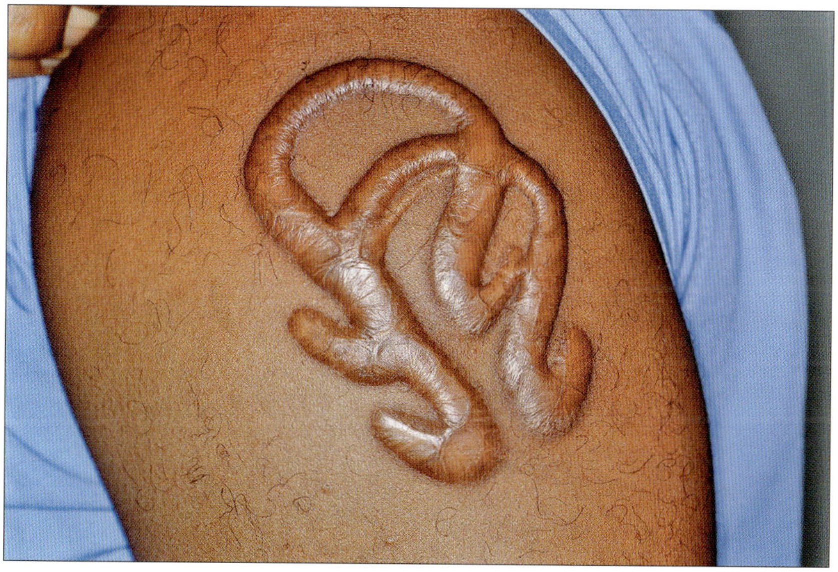

그림 7.11 문신 후 발생한 켈로이드

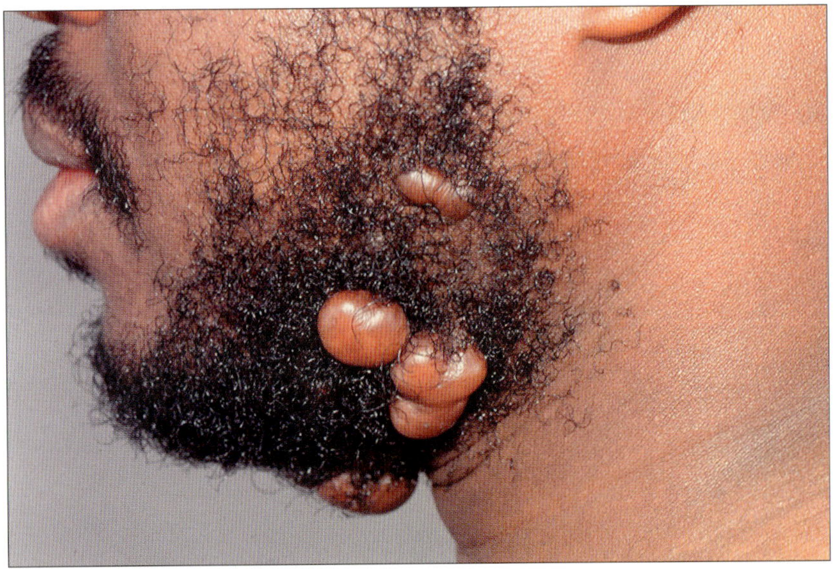

그림 7.12 가성모낭염 이후 발생한 켈로이드

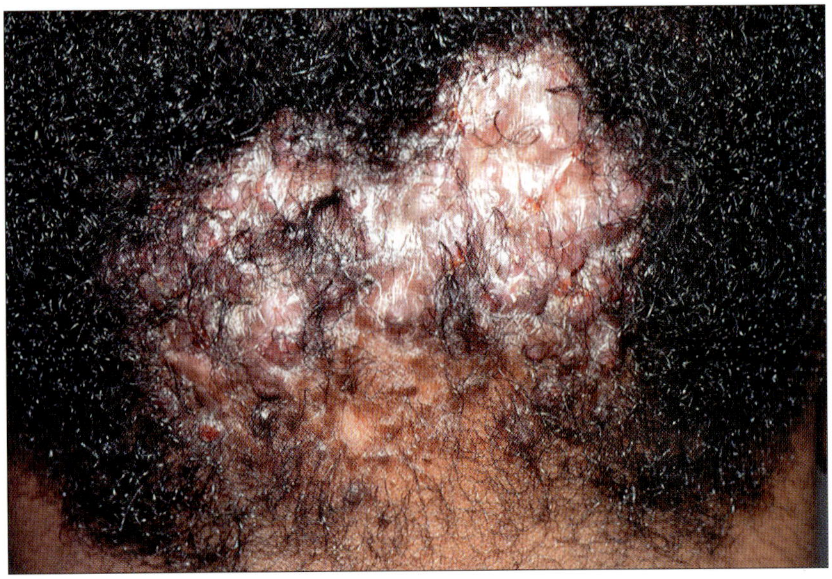

그림 7.13 여드름성 켈로이드

형성하기 때문에 일어난다고 한다. 그런데 이 AKN은 백인 선수에서는 나타나지 않고 아프리카계 미국인 선수에서만 나타났다고 한다. 이 경우에는 미식축구 경기 시즌이 끝나면 AKN이 나았다.

문화적 차이

문화적 차이를 알면 의사가 환자에게 더 나은 의료서비스를 제공해 줄 수 있다.

아프리카계 미국인에게는 의사와 환자의 믿음 관계를 수립하는 것이 최우선인데, 흑인에 대한 차별에 민감한 환자들이 의사를 신뢰하지 않는 경우가 있기 때문이다. 새로 온 환자를 부를 때, 특히 고령의 환자에게 그냥 이름을 먼저 부르는 것은 적절하지 못하다.

영어를 잘 하지 못하는 라틴계 환자는 스페인어를 할 줄 아는 의사를 선호한다. 의료 기록을 작성할 때 많은 질문을 하며 길게 작성할 경우 환자는 의사가 실력이 없는 것으로 생각하는 경우가 많다. 그리고 고령층의 많은 사람들이 약초로 만든 약을 사용하고 있음을 염두에 두어야 한다.

아시아계 환자는 예의를 중시하고 의사와 눈을 맞추려 하지 않기 때문에 의사가 적절한 진찰을 하는데 어려움을 겪을 수 있다. 몇몇 환자들은 의사에게 현재 다른 한의사에게서 치료를 받고 있음을 알려주지 않는 경우도 많다. 침술, 부항, 한약 등을 사용하고 있을 수 있다.

참고문헌

Battle ER Jr, Hobbs LM 2004 Laser-assisted hair removal for darker skin types. Dermatologic Therapy 17:177 – 183

Blackburn WR, Cosman R 1966 Histologic basis of keloid and hypertrophic scar differentiation: clinicopathologic correlation. Archives of Pathology 82:65 – 71

Kelly AP 2003 Keloids: pathogenesis and treatment. Cosmetic Dermatology 16-S3:29 – 32

Kelly AP 2003 Pseudofolliculitis barbae and acne keloidalis nuchae. Dermatology Clinics 21:645 – 653

Kelly AP 2004 Medical and surgical therapies for keloids. Dermatologic Therapy 17:212 – 218

Knable AL, Hanke CW, Gonin, R 1997 Prevalence of acne keloidalis nuchae in football players. Journal of the American Academy of Dermatology 37:570 – 574

8 흉터의 화장 치료

Camouflage Therapy for Scars

Neil Shear

서론

다루어질 주제 : '미용의학 (CosMedic)' 클리닉

흉터는 많은 이유로 인해 정신적으로 황폐화 시킨다. 피부에 손상과 결점이 많은 환자들은 우울하거나 불안하거나 위축되거나 또는 강박증에 빠지거나 분노할 수 있는데, 흉터도 손상에 의한 하나의 낙인으로서 정신적으로 큰 문제가 될 수 있다. 흉터의 치료 분야에서 많은 발전이 있었음에도 여전히 흉터를 감추는 최고의 화장 기술(make-up)이 환자에게 중요시되고 있다. 이런 화장 기술은 자신감을 회복하도록 도와주고 다른 치료법이 실패했을 때 또는 다른 치료법을 시도하기 위해 기다리는 동안 흉터를 감출 수 있도록 도와 준다.

본 저자는 1985년부터 대학병원의 외래 진료로 화장 치료술 클리닉을 운영하기 시작하였다. 이 클리닉은 미용적인 면과 의학적인 면을 같이 강조하기 위해서 미용의학(CosMedic) 클리닉으로 불리어졌다. 목표는 의료환경에서 강력한 화장 기술을 제공하기 위함이었다. 이 클리닉에서 우리는 다양한 제품을 이용하여 환자들이 가장 효과적으로 흉터를 감출 수 있도록 도와 주었다. 다른 외부 장소에서 공개적으로 치료를 받을 때 당황해하던 환자도 좀 더 편안하게 치료 받을 수 있게 되었다. 이 클리닉으로 인해 남자와 어린이들이 많은 도움을 받았는데, 이는 대부분의 화장 시술이 그들이 접근하기 어려운 '미용' 센터에서 이루어졌기 때문이다. 다리 부위 등에 흉터가 있는 환자나 정신적으로 문제가 있는 경우에도 많은 도움이 되었다.

미용의학(CosMedic) 클리닉이 수많은 환자와 여러 가지 피부질환자를 치료하면서 가장 흔하게 접했던 문제는 색소침착(백반증, 기미)의 문제였다. 흉터는 그 다음으로 많았고, 가장 다루기 어려운 문제였다. 안면부 종양을 절제하거나 목의 림프절 제거, 여드름, 화상, 교통 사고 후 찾아오는 환자들이 많았다.

이상적인 화장 제품들은 여러가지 요소를 갖추고 있어야 한다(Box 8.1). 다양한 색상을 선택할 수 있어 한번의 사용만으로도 피부색과 일치될

이상적인 화장 제품의 조건 *

- 얇은 적용으로 충분하다
- 수분에 대한 내성 또는 방수
- 자외선 보호 기능(SPF>15)
- 사용 전에 가공할 필요가 없어야 한다.
- 필요하지 않을 때 쉽게 중단할 수 있다.
- 다른 신체 부위에 대한 개별적인 적용이 가능하다.
- 여드름을 유발하지 않는다
- 흔한 민감제를 피한다
- 적절한 가격

* 각각의 환자에게는 오직 제품의 한 가지 색깔이 필요하다.

Box 8.1 이상적인 화장 제품의 조건

수 있도록 하여야 한다(환자가 여러가지 색을 섞어서 쓰게 된다면 좋은 제품이 아니다). 또한 가볍고 쉽게 사용할 수 있어야 한다. 손쉬운 사용이 화장 제품의 조건으로서 가장 중요한 요소이다. 그리고 사용 후 자연스럽게 보여야 한다. 전혀 화장 기술을 사용하지 않은 것처럼 보여야 한다.

클리닉 개원 후 처음 15년 동안은 사용 가능한 제품을 최대한 선택하여 치료하였다. 환자들은 결과에 매우 만족해 하였으나, 개선이 필요한 부분이 있었다. 가장 필요했던 점은 피부와 색깔이 잘 일치하지 않는 문제점을 해결해야 하는 것이었다. 의사들은 의학적 경험과 지식을 이용해 전문적인 화장 전문가와 함께 직접 제품을 개발하였다(CoverFx). 이 제품은 49가지의 서로 다른 피부톤에 대응할 수 있고(모든 인종에 대응), 뛰어난 화장 능력을 갖추었으며, 가볍고 자연스러우며 자외선 보호 기능(최소 SPF 15)을 가지고 있다. 또한 여드름을 일으키지 않으며 사용이 쉽다.

환자 선택

화장 기술은 누구에게나 적용될 수 있다. 좋은 제품은 '정상' 피부와 같은 모습을 연출하며(특히 얼굴) 더 좋게 보이게 한다. 또한 모든 피부색과 모든 연령에 잘 맞아야 하며, 가시적인 불완전함을 보완할 수 있어야 한다. 그리고 모든 해부학적 상황에서 사용할 수 있어야 한다. 의사들이 화장 기술로 치료했을 때 소아에서 노인에 이르기까지 모두 만족해하지 않는 사람은 없었다. 정상적인 모습을 갖길 원하는 마음은 연령에 상관이 없는 것이다.

그림 8.1과 8.2는 흉부 화상을 입은 환자가 아래로 파인 드레스를 입을 수 있도록 환부를 처리한 경우이다. 화상은 그 표면이 불균일하기 때문에 감추기가 굉장히 어려우나 표면의 홍조를 감출 수 있어 매우 도움이 된다.

그림 8.3과 8.4는 미용의학(CosMedic) 클리닉이 사춘기의 문제로 인해 스스로 자신의 팔을 자해한 젊은 여성을 치료한 경우이다. 흉터를 감춤으로써 그녀가 짧은 소매의 옷을 자유스럽게 입을 수 있도록 도와주고 자신감을 심어주었다.

눈꺼풀의 경우는 화장이 두껍게 되어야 할 경우 매우 감추기가 어려운 부분이다. 미용의학(CosMedic)의 의사들은 CoverFx의 사용으로 눈꺼풀 부위의 화장을 매우 얇고 쉽게 할 수 있어 매우 만족하고 있다(그림 8.5, 8.6).

손은 정맥 등의 구조물이 자연스럽게 나타나야 하기 때문에 치료하기 어려운 부분인데, 미용의학(CosMedic)에서는 그림 8.7, 8.8과 같이 만족스럽게 치료하고 있다. 단 어떤 화장 제품이라도 손의 경우 물과 접촉하거나 장갑을 낀 상태에서는 잘 유지되지 못하는 것을 염두에 두어야 한다.

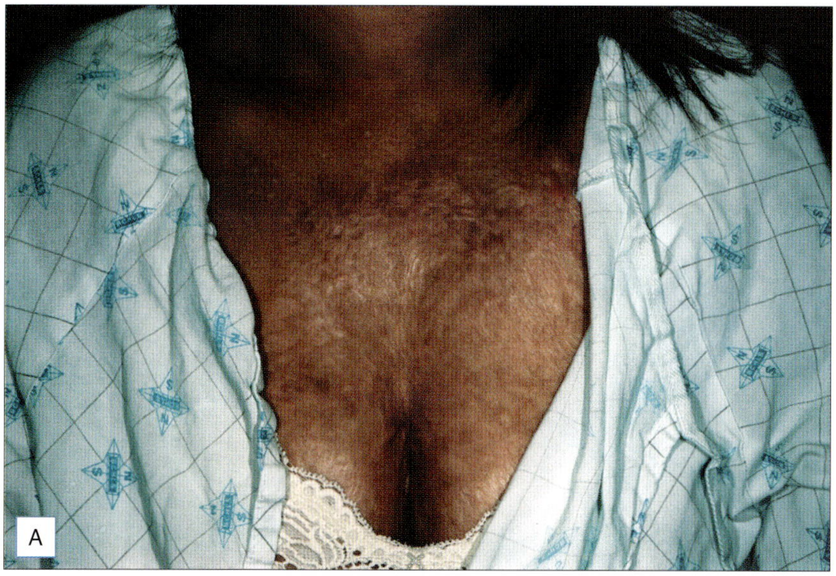

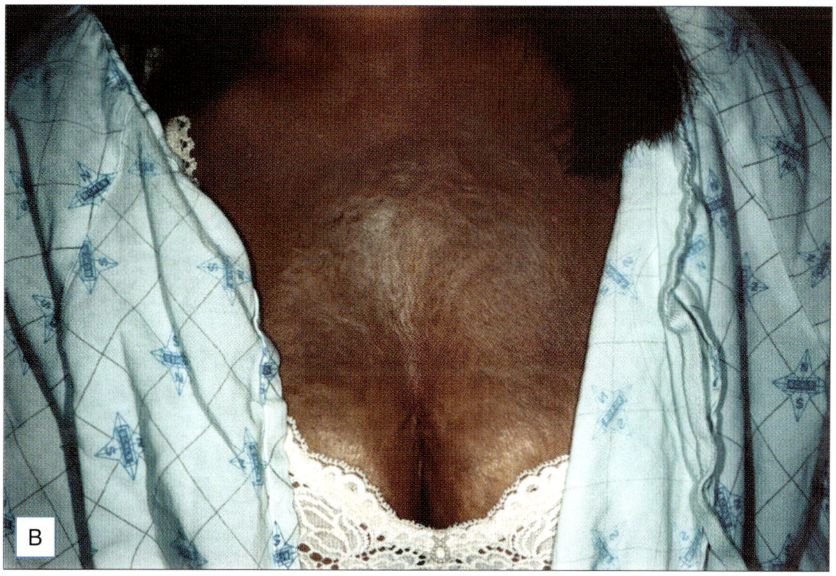

그림 8.1 (A) 가슴의 화상 흉터 (이전) 치료하기 매우 어려운 흉터이다. (B) 가슴의 화상 흉터 (이후) 고객에게 있어서 단순히 한가지 색상으로 감출 수 있는 것이 매우 편하다. 여전히 표면의 변화는 보이지만, 이전 보다는 덜하며 색상도 만족스럽다.

얼굴(앞이마, 뺨과 턱)은 보통 어떤 제품으로도 쉽게 처리가 가능하다(그림 8.9, 8.10).

다리의 경우에는 보통 잘 치료하지 않는 경우가 많은데 치료할 경우 액상의 제품을 사용하는 것이 가장 효과가 좋다. 액상 제품은 사용이 쉽고 정상적인 피부의 양상이 감추어지지 않고 드러나기 때문에 좀 더 자연스러운 결과를 얻을 수 있다(그림 8.11, 8.12).

그러나 이러한 화장 제품을 사용하고 싶어하지 않는 환자들도 존재한다. 저자의 경험으로 볼 때, 그런 경우는 대체로 환자 진찰 자체가 불가능한 경우가 많다. 그러나 환자가 화장술의 이용을 주저해도(예전의 화장술에 좋지 않은 경험이 있거나, 익숙하지 않을 때) 막상 시술했을 때에는 만족해 할 수 있다.

국소적으로 쓰기 때문에 제품의 재료에 대해 알러지가 있는 사람은 사용하지 말아야 한다.

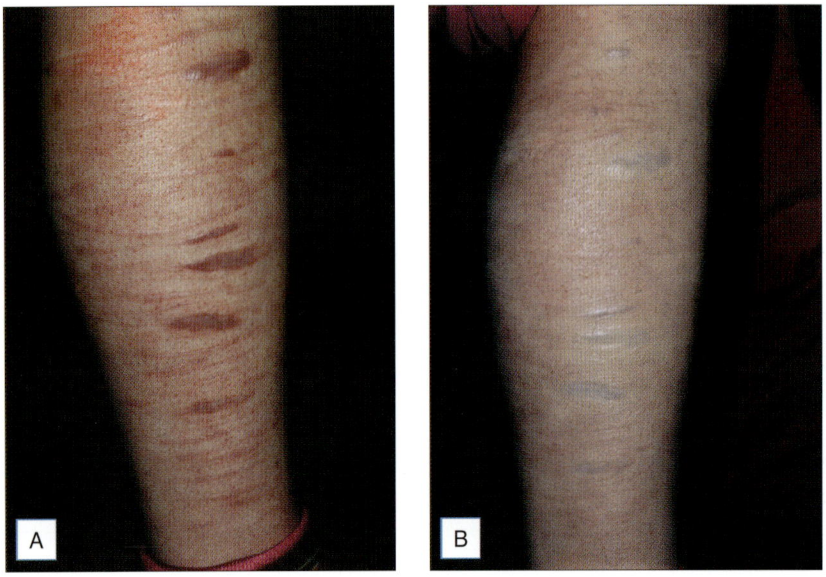

그림 8.2 (A) 자해로 인한 팔의 흉터 (이전) 이것은 매우 만성적인 정신적 문제가 되었다. (B) 자해로 인한 팔의 흉터 (이후) 한 가지 색상만으로 좋은 결과를 얻었다. 고객이 마음놓고 짧은 소매의 셔츠도 입을 수 있게 되었다.

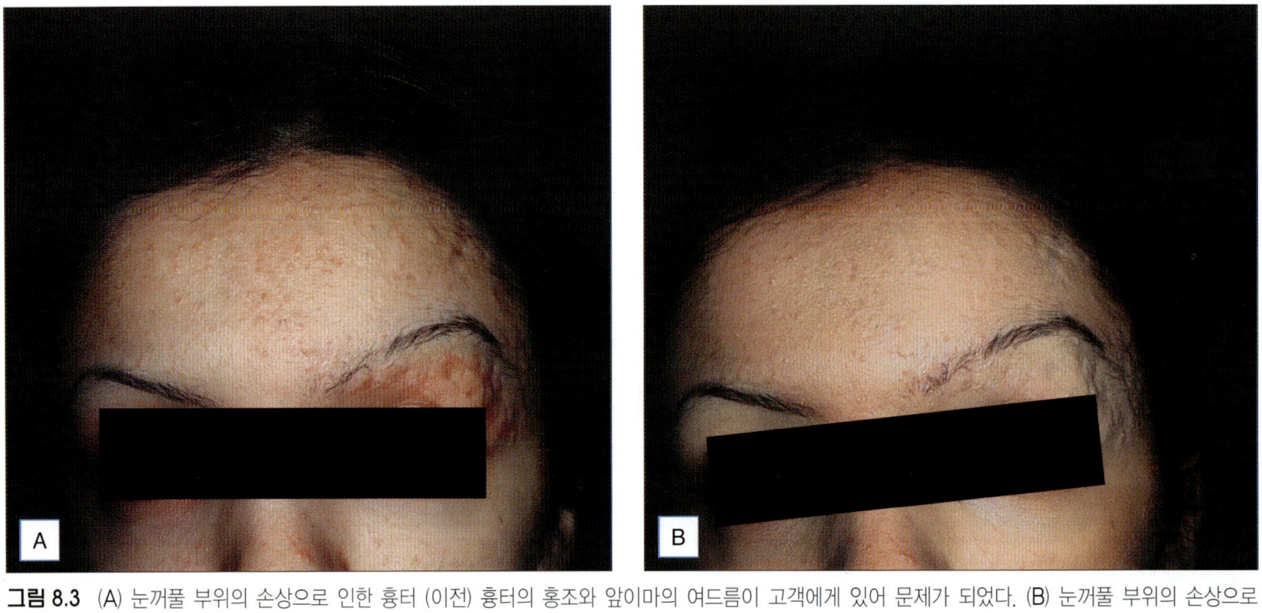

그림 8.3 (A) 눈꺼풀 부위의 손상으로 인한 흉터 (이전) 흉터의 홍조와 앞이마의 여드름이 고객에게 있어 문제가 되었다. (B) 눈꺼풀 부위의 손상으로 인한 흉터 (이후) 제품 하나만으로 두 문제를 모두 해결하였다.

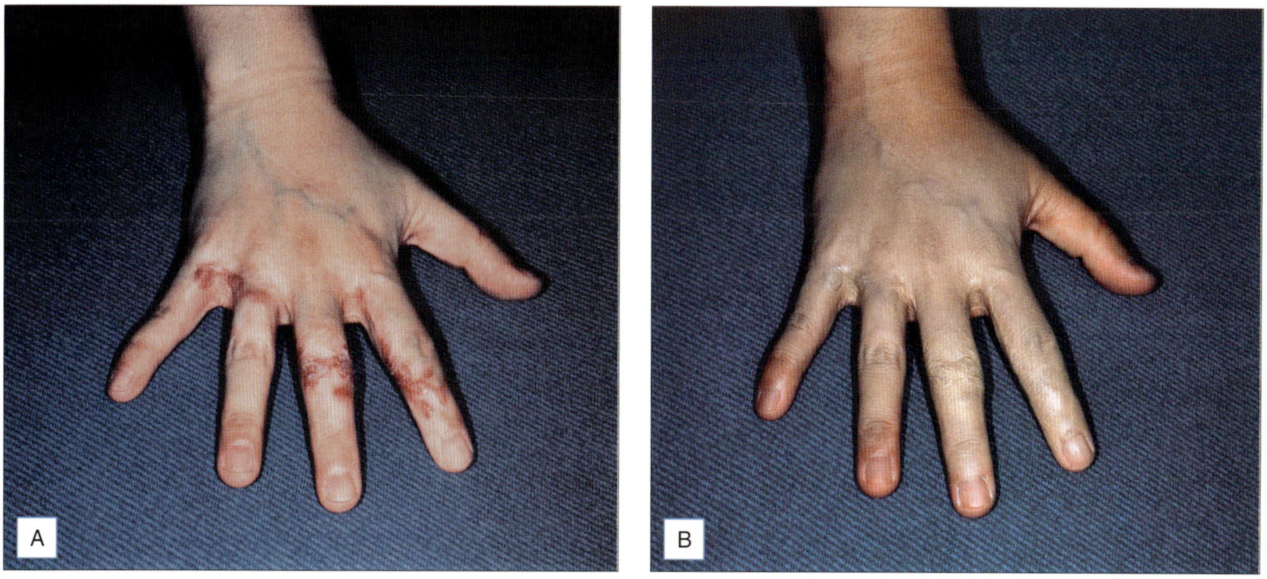

그림 8.4 (A) 손의 손상으로 인한 흉터 (이전). (B) 손의 손상으로 인한 흉터 (이후). 손 부위는 화장이 어려울 뿐더러, 또한 제품 자체의 속성이 일시적이기 때문에 지속적인 외부의 접촉과 자극이 가해지는 부위에서 많은 어려움을 겪게 된다.

기대되는 효과

마용의학 클리닉 개원 후 첫 일년 동안은 색상 조절(Color-match)을 치료받은 환자에 대해 전화 설문을 통한 추적조사가 진행되었다. 85% 이상의 환자가 계속 화장술을 이용하고 있으며 결과에 만족한다고 응답하였다. 흥미롭게도 몇 명의 환자는 이것이 '의료제품'이라는 생각으로 사용을 중지하였다고 한다. 색소 이상이 발생한 흉터의 치료 결과는 매우 우수하였지만, 융기되거나 함몰된 상태의 흉터는 좋지 못한 결과를 보였다. 그러나 비정상적인 피부색이 감추어진 경우에는 대개 만족스럽게 수용할 만한 결과가 나타났다.

편안하고 편리하며 안전한 치료

화장술보다 안전하고 쉬운 치료법은 거의 없다고 할 수 있다. 시술하는 동안 통증이 없고 피부염이나 여드름을 일으키는 경우도 거의 없으며, 매우 편리하게 이용할 수 있다. CosMedic을 방문하는 환자는 '원-스톱' 치료 방식에 만족해하고 있다. 피부과 의사나 외과의사에게 진찰을 받은 후 화장술의 조율과 치료가 함께 이루어진다. 클리닉에는 미용전문가나 적절한 훈련을 받은 간호사가 대기하고 있다. 화장 제품은 저자의 원내 약국에서 구입이 가능하다.

대부분 제품의 가격은 아주 합리적이다. 작은 흉터를 감추기 위한 경우

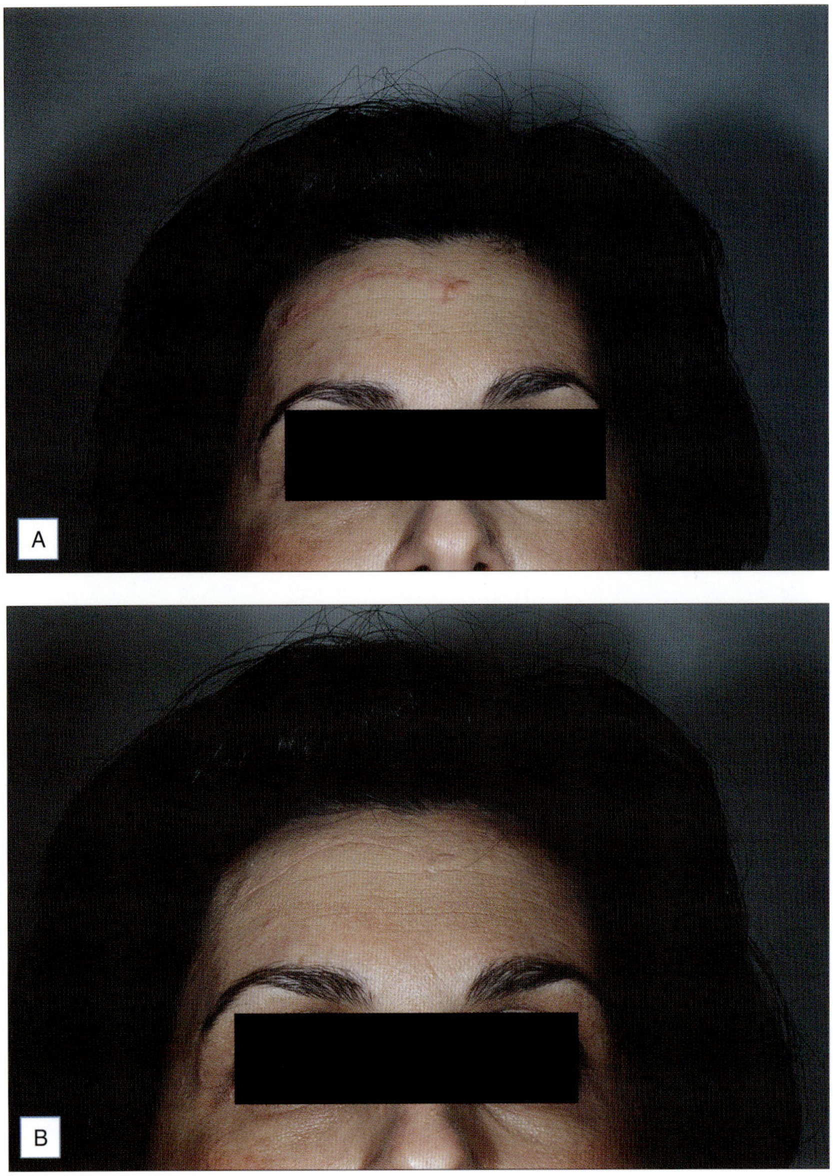

그림 8.5 (A) 이마의 손상으로 인한 흉터 (이전). (B) 이마의 손상으로 인한 흉터 (이후). 간단히 화장을 해주는 것 만으로도 다른 사람과 대하는 일반적인 거리에서 흉터를 감출 수 있다. 고객은 이제 마음놓고 쇼핑과 사교활동, 직업 활동을 할 수 있게 되었다.

에는 작은 통 하나로 3~6개월 정도 사용할 수 있다. 파우더와 브러시를 구입할 경우 추가 비용이 들지만, 교체해야 되는 경우는 많지 않다.

치료 전략에 대한 개요

치료적 접근

일반적으로 환자는 전문화된 클리닉(CosMedic이나 피부과 의원 등)에서 화장 제품을 이용하거나 약국이나 스파, 화장품점 등지에서 제품을 구입

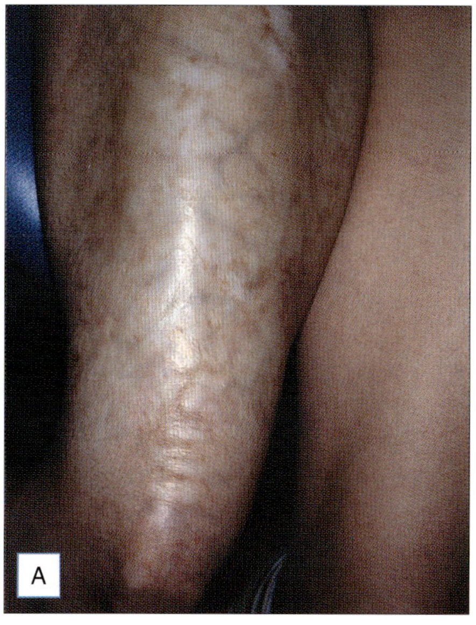

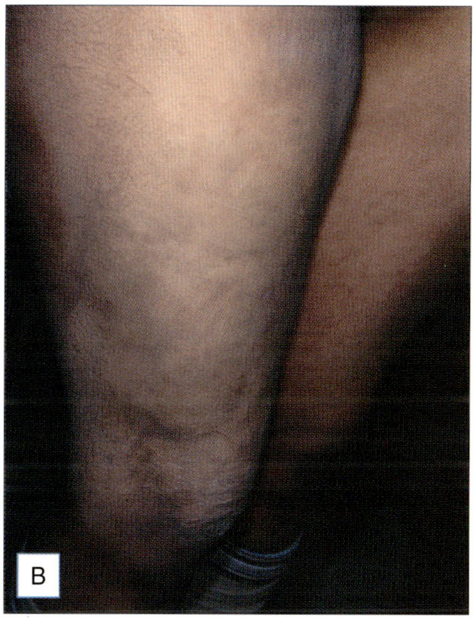

그림 8.6 (A) 대퇴부의 화상 흉터(이전). (B) 대퇴부의 화상 흉터(이후) 다리 부위의 흉터는 안면만큼 적극적으로 치료가 시도되는 부위는 아니다. 그러나 다리 부위도 매우 중요한 부위이며 화장술이 유용하게 사용될 수 있다. 액상의 제재를 이용하면 매우 쉽게 감출 수가 있으며 자연스러운 배리에이션을 나타나게 할 수 있다.

하여 사용한다. 각 흉터의 종류에 맞추어 제품을 선택하여 사용하고 질 높은 진료를 받았을 때 가장 좋은 결과를 얻을 수 있다. 일단 한번 색상을 맞추어 제품을 결정하면, 더 이상의 추후 진료나 관리(service component)는 필요하지 않을 것이다.

주결정 요인

제품

표 8.1에 색상수, SPF 등의 기준으로 분류해 놓은 제품 비교가 나와 있다. 색상수가 많을수록 항상 좋은 색상의 일치를 이룰 수 있는 것은 아님을 유념해야 하겠다. 미용의학(CosMedic)의 시술자들은 색상 일치가 치료 성공의 가장 중요한 요인이라는 것을 알고 있으며, 고급 제품이라고 해도 이

현재 사용 가능한 제품들에 대한 비교								
Brand/ product	Coverage	Shade range	Ease of application	Contains oil	Contains fragrance	Texture	SPP	Website address
COVER FX/Total Coverage	5	5	4	No	No	Cream	30	www.coverfx.com*
COVER FX/Natural FX	3	4	5	No	No	Liquid	15	www.coverfx.com*
SHEER COVER	3	2	4	No	No	Powder	No	www.sheercover.com
JANE IREDALE/ Pure Pressed	3	2	4	No	No	Powder	17	www.lovelyskin.com
MAC/Studio Full Coverage	5	4	4	Yes	No	Cream	No	www.maccosmetics.com
MAKE UP FOREVER/ Camouflage Cream	4	2	4	Yes	No	Cream	No	www.makeupforever.com
DERMABLEND	5	3	2	Yes	Yes	Cream	No	www.dermablend.com
COVERMARK	5	3	4	Yes	Yes	Cream	15	www.covermark.com
COLORTRATION	3	3	4	Yes	No	Liquid	No	www.colortration.com
LINDA SEIDEL/ Natural Cover	4	3	3	Yes	No	Cream	No	www.lindaseidel.com
AVENE/Tinted Extreme	1	1	4	Yes	Yes	Cream	50	www.lovemarks.com
NEOSTRATA/Coverblend	4	2	3	Yes	No	Cream	20	www.neostrata.com/coverblend/cbd_prd_buy.asp?n=8776 www.neostrata.com/coverblend/cbd_prd_buy.asp?n=8776 www.neostrata.com/coverblend/cbd_prd_buy.asp?n=8751 www.neostrata.com/coverblend/cbd_prd_buy.asp?n=8772
DERMACOLOUR	5	5	4	Yes	Yes	Cream	No	www.charlesfox.co.uk/Dermacolor/dermacolor.html

1, poor; 2, limited; 3, moderate; 4, good; 5, exceptional.
*Cover Fx is available across Canada and will be in selected Nordstrum stores across the United States.

표 8.1 현재 사용 가능한 제품들에 대한 비교

점은 항상 만족스럽지는 않다고 이야기 한다. CoverFx의 제품은 항상 색상 일치가 잘 되어 시술자들이 매우 만족해하고 있다.

좋은 제품은 시술 시에 많은 '손'이 가게 해서는 안 된다. 예를 들어 여러 개의 색상을 혼합하지 않고 단 한 번의 사용으로도 완벽하게 흉터를 감출 수 있어야 한다. 환자에게는 색상 혼합이 어려운 일이다. 또한 실온에서 제품이 부드럽고 사용하기 좋게 잘 유지될 수 있어야 한다. 사용하기 위해 제품을 따뜻하게 해야 한다거나 하면 안 된다.

Box 8.2를 참고로 이상적인 제품을 선택하기 바란다.

화장 기술

- 색소침착 농도 레벨은 20~40%로 한다.
- 막 형성(film forming)으로 완전한 은폐와 종일 적용
- 무수(anhydrous)의 기초화장 또는 피부용 유탁액 사용으로 수분 내성 특질 제공
- 여드름 비유발성 물질(저알러지성, 무향, 무오일성)로 피부 부작용 최소화
- 자외선 차단 위한 SPF 15의 최저치 함유
- 색상 혼합과 밝고 자연스런 피부를 위한 피부 연화제 사용
- 실제 피부 톤에 가장 잘 맞는 다양한 색조 사용
- 피부과적으로 실험된 상태

Box 8.2 화장 기술

서비스

누가 흉터의 화장 기술을 소개해 주어야 하는가?

환자나 고객에게 편안하게 다가갈 수 있고 색상을 잘 일치시켜 줄 수 있는 사람이면 좋다. 따라서 미용의학 클리닉에서는 훈련된 간호사와 화장 전문가를 고용하고 있다.

어디에 화장 제품을 유통시킬 것인가?

병원, 약국, 스파 등이 좋은 장소이지만 좋은 조명을 설치하는 것이 가장 중요하다. 색상 일치를 잘 시키기 위해서는 자연광이 가장 좋다. 편안하게 올려진 걸상을 이용하면 환자를 미용전문가의 눈높이에서 관찰하기 좋게 위치시킬 수 있다.

어떤 장비가 필요한가?

샘플을 담아둔 전문용 박스가 있으면 매우 좋다. 이동성 있는 치료가 가능하게 되며, 제품의 모든 색상이 담긴 샘플을 한 번에 가지고 다닐 수 있기 때문이다. 브러시가 시술에 가장 적합한 도구이다. 스폰지는 비라텍스 재질이고 고급의 제품이라도 좋은 도구가 되지 못한다. 스폰지는 사용 시 피부에 균일하지 못한 면을 만들기 때문에 브러시보다 자연스러운 결과를 보여 주기 힘들다. 한손 거울도 좋은데 환자가 결과를 확인해 볼 수 있기 때문이다. 더 중요한 장점은 거울을 통해 시술과정을 익히고 나중에 스스로 할 수 있도록 할 수 있다는 점이다. 흉터가 턱의 굴곡 같은 잘 보이지 않는 곳에 있을 경우 스스로 화장을 하려면 약간의 훈련이 필요하다.

진료 장소 준비

외부의 자연광이 들어올 수 있는 공간(100 ft^2 정도의 공간이면 좋다)이 있으면 충분하다(일주일에 하루의 반나절만 이용 가능해도 좋다). 한 명의 고객이 적합한 색상을 찾고 제품의 올바른 사용법을 익히며 친숙해지는데에는 20~30분 정도 소요된다. 만약 제품이 원내에서 공급될 수 있을 경우 화장 제품의 선택과 추가가 좀 더 쉬워진다. CoverFx와 같은 제품 라인의

경우에도 50종류에 이르는 색상이 존재하지만 대부분 환자의 화장 제품 선택을 위해서는 10종류 정도의 색상을 사용하게 된다. CoverFx의 제품은 백인, 흑인, 아시아인, 지중해인의 피부톤에 대한 라인이 설정되어 있다. 필요한 제품의 종류는 시술 시에 관찰되는 피부톤의 폭에 의해 다양하게 결정된다.

만약 진료 장소를 더 이상 사용할 수 없을 경우 고객을 제품 선택과 사용을 도와줄 수 있는 미용전문가나 소매점으로 안내해 줄 수 있는 푯말을 붙이는 것도 좋다.

환자 상담

환자는 이러한 화장술에 대해 불안감을 가질 수 있는데, 이것은 주로 효과가 영구적이지 못하거나 다른 시술을 이미 받은 후 만족하지 못했을 경우이다. 국소제제나 보존제, 매개제에 불내성이 있는 경우는 특별히 주의를 해야 한다. 여드름성 피부에는 여드름을 일으키지 않는 제품을 사용해야 한다.

원내 상담은 환자에게 흉터 발생 원인과 불편함, 이전의 외과적 시술이나 화장술에 의한 결과, 다른 치료와 병행할 화장술에 대한 생각을 이야기해보는 등으로 구성된다.

대부분의 염려는 쉽게 해결된다. 제품이 매우 가벼워서 고객 및 관찰자에게 눈에 띄지 않아야 하고, 제품 사용이 불편하면 사용을 중단해야 한다. 일시적으로 사용할 경우 쉽게 제거할 수 있어야 하고 이후 필요할 경우에는 색깔도 쉽게 조절할 수 있어야 한다. 그리고 수정이 필요할 경우에는 언제든지 그 수요를 충족시킬 수 있어야 한다.

치료 기술

환자

화장술은 연령, 성, 인종에 관계 없이 모두 이용할 수 있다. 남성과 어린이가 매우 많은 도움을 받는데 예전에는 정상적인 경로로는 이러한 제품을 이용하는 것이 불가능했기 때문이다.

장비

- 테스트용 샘플이 갖추어진 화장품 박스
- 화장술에 필요한 브러시와 고정용 파우더를 위한 브러시들
- 손거울

치료 원리

- 처음 사용해 볼 색상을 선택한다. 목을 기준으로 하는 것이 보통의 피부 톤을 알아내는데 좋다.
- 제품을 브러시를 이용해 두드리듯이 사용해 본다. 이후 경계가 보이지 않도록 'feather' (매끄럽게 그라데이션) 처리한다.
- 필요할 경우 색상을 조절한다(어둡게/밝게 혹은 좀더 붉게/노랗게 등)
- 고정용 파우더를 사용한다.
- 얼굴 전체에 시술했을 경우, 색상 파우더나 Bronzer를 이용하여 외관을 향상시킬 것을 고려해 볼 수 있다.

문제 해결

문제 발생은 거의 일어나지 않는다. 가끔씩 융기된 혹은 불균일한 면의 흉터 때문에 화장술이 효과가 적은 경우가 있다. 이런 경우 외과적 시술을 실시한 후에 하는 것이 좋은데 예를 들어 과다색소증을 치료할 때 그렇다. 환자 치료 초기에 색상을 일치시켜야 한다.

부작용

재료에 대한 접촉성 알러지나, 여드름성 반응이 드물게 일어난다.

참고문헌

Holme SA, Beattie PE, Fleming CJ 2002 Cosmetic camouflage advice improves quality of life. British Journal of Dermatology 147:946©949

찾아보기

Index

흉터 교정술

Scar Revision

인 쇄 2007년 6월 10일
발 행 2007년 6월 25일
저 자 Kenneth A. Arndt
역 자 대한미용외과학회 편찬위원회
발 행 인 김정찬
발 행 처 도서출판 정담
주 소 서울특별시 송파구 가락동 10-2 동원빌딩 4층
전 화 443-2683, 2791
팩 스 430-7370
홈페이지 www.jdb.co.kr
등 록 제 22-135호
정 가 90,000원

ISBN 978-89-8085-324-6